職能表現史會談手冊

Gary Kielhofner、Trudy Mallinson

Carrie Crawford 、Meika Nowak

Matt Rigby、Alexis Henry

Deborah Walens◎作

汪翠瀅、蔡宜蓉◎譯

The Model of Human Occupation Clearinghouse
Department of Occupational Therapy

College of Applied Health Sciences

Gary Kielhofner, DrPH, OTR, FAOTA
Trudy Mallinson, MS, OTR/L, NZROT
Carrie Crawford, BA, OTS
Meika Nowak, BS, OTS
Matt Rigby, BS, OTS
Alexis Henry, ScD, OTR/L, FAOTA
Deborah Walens, MPHE, OTR/L, FAOTA

A User's Manual for

THE OCCUPATIONAL PERFORMANCE HISTORY INTERVIEW (Version 2.0) OPHI-II

(Version 2.0) Copyright 1998

UIC University of Illinois at Chicago

目錄

第4篇 附錄

譯者簡介

汪翠瀅

國立台灣大學職能治療學系學士

紐約大學（New York University）職能治療碩士

曾任

台北市立療養院復健科職能治療師

紐約 Jewish Home & Hospital 外聘職能治療師

紐約市立小學 P386 外聘職能治療師

現任

國立成功大學職能治療學系講師

國立成功大學附設醫院兼任職能治療師

蔡宜蓉

國立台灣大學職能治療學系學士

紐約大學（New York University）職能治療碩士

國立陽明大學公共衛生研究所衛生政策與管理組博士候選人

曾任

台北市立療養院復健科職能治療師

高雄醫學院復健醫學系講師

高雄醫學院附設醫院中級職能治療師

現任

高雄醫學大學職能治療學系講師

誌謝

　　原著者感謝下列人士於職能表現史會談工具發展的期間，提供意見及協助資料的蒐集：

Susan Anderson

Lauren Alegretti

Ann Aviles

Jeffery Bares

Kathi Baron

Cindy Barth

Jackie Becker

Julie Boyer

Renee Cascalla

Donald Cepek

Vicky Chang

Jacob Cichy

Stacie Davis

Lief Doms

Dee Draski

Ellie Fossey

Ginash George

Selena Gonzalez

Ellyn Hauselman

Riitta Helin-Fay

Manny Hererra

Anna-Maija Hiltunen

Oshrat Hoffman

Lisa Horita

Jennifer Horton

Jennifer Hutson

Jamie Kepka

Susan King

Lindsay Koester

Dana Laden

Suzy Lewandowski

Ann Ma

Lisa Mahaffey

Michelle Mannix

Narci Martinez

Amy Maslowsky

Wendy Melgarejo

Miles Messina

Robin Neil

Edna Mauras Neslen

Nils Erik Ness

Sanna Nisula

Maribeth O'Connor

Frances Oakley

Rebecca Parks

Marg Parrilli

Linda Penny

Leann Pigulski

Cindy Prochaska

Birgit Randløv

Carol Ransford

Lynn Rauckhorst

Susan Robertson

Kelly Rousey-Fillipo

Rose Scafidi

Judy Schecter

Chad Schneider

Veronica Schoenbauer

Becky Schultz

Janet Sebela

Janet Skaggs

David Small

Tama Smith

Irma Tan

Vince Trejo

Luc Vercruysse

Marja Vesaoja

Teri Westra

推薦序

　　很高興有機會為汪翠瀅老師所翻譯的《職能表現史會談手冊》撰寫推薦序，一方面是為了在台灣職能治療界多了一份中文化、標準化、具理論根據，且有信、效度證據之評估工具而欣喜；另一方面也對於這樣一份同時具有量化以及質性敘述資料的工具能夠介紹給中文的讀者而高興。因為，藉著使用職能表現史會談，能使職能治療師更深入了解個案的職能生活背景與期待，進而共同協商治療計畫，促進個案的職能健康。

　　我在一九八九年到伊利諾大學芝加哥分校進修時，接觸到人類職能模型的發展者 Gary Kielhofner 博士。當時，我們閱讀的是一九八五年出版的第一版《人類職能模型》一書。對於 Kielhofner 博士發展人類職能模型之熱忱與持續度印象深刻。記得我們上課時，老師與同學在開放以及熱烈的討論中，探討此模型的優、缺點，進而建議此模型應開發更多臨床評估工具，來協助治療師應用此模型之概念於臨床工作中。過去十多年來，我發現人類職能模型在相繼出版的第二版（1995）以及第三版（2002）書中，多樣化評估工具的發展已經成為此模型之特色。由此可知，Kielhofner 博士致力於推廣此模型於臨床職能治療工作的用心。

　　職能表現史會談是 Gary Kielhofner 及 Alex Henry 博士於一九八五年接受美國職能治療學會之委託而發展的工具。之後，根據所收集的資料，應用現代測驗理論的羅序測量模式（Rasch measurement model）分析後，Kielhofner 博士及同事進一步修訂了此測驗，成為第二版。研究的發現也造成人類職能模型架構的改變，Kielhofner 博士在原來架構外，提出影響職能適應（occupational adaptation）的因素，即職能認同以及職能勝任（職能能力）的概念，進一步闡釋個體職能參與（occupational participation）的結果。這是 Kielhofner 博

士發展人類職能模型的一種方式：不斷地由研究中驗證理論，進而修訂理論，並繼續研究，這也是我最佩服他的一點。因為能夠接受批判、改進，才是進步的要素。職能表現史會談的第二版，包含了三個理論建構，分別為：職能認同、職能勝任（職能能力），以及職能環境。這些內容的確立，可作為職能治療處置的重點，提醒職能治療師在治療時須考量個案的動機、興趣、價值、表現以及環境。

職能表現史會談的獨特處有四：(1)它是一個標準化測驗，有一定的施測程序、項目定義及評分方式。(2)測驗的進行方式包括：半結構式會談、評分以及職能生活史，不只提供量化的分數（共有29題，3個建構內容），並加以探討個案的過去以及現在的職能生活。因此，減少了僅用量化資料，過度簡化個案需求以及現況的評估缺失。(3)經由會談之進行，治療師不僅可評估個案，也是建立治療關係的開始。(4)了解個案職能生活史及個人經歷的過程也是一種治療的方式。個案可透過回溯並敘述其經歷、增進自我覺察，重整個人思緒並尋找意義感。

台灣職能治療發展迄今約五十多年，從業人數漸漸增加，自從民國八十七年第一次的專業證照考試開始，我們面臨的挑戰是提供更多的實證職能治療資料，作為醫療給付及專業重要性的證據，而使用科學化的評估工具是第一步。由於台灣職能治療界可用的標準化評估工具仍少，具有職能治療的理論基礎、且有相當的信、效度品質，並涵蓋個案的質性資料的職能表現史會談的中文版出版，可說是臨床實務工作的一個得力助手。相信此會談手冊中文版之出版將有助於職能治療師進行更多的實證研究，提供療效證據。

國立台灣大學職能治療學系副教授　潘璦琬

譯者序

　　一九九八年春，我到伊利諾大學芝加哥分校參觀，懷著朝聖的心情，拜訪了當時的職能治療系所主任 Kielhofner 博士，他的「人類職能模型」學說，是國際職能治療界的重要經典，闡述人類生活與職能功能的有關面向。還記得當時他興致高昂的與我這個無名小卒暢談他對各家學派學說的看法，並且親切的表示如果有機會在他們系上研究，就可以有更多的討論。那次的芝加哥之旅，讓我日後每次研讀他的理論或著作時，都增添不少熟悉感。那年正當 Kielhofner 博士甫完成了第二版的《職能表現史會談手冊》（本書之原著），希望將此書翻譯成各國的文字推廣，並且在不同語言與文化下，進行信度與效度的驗證，透過我的好友賴金雪博士，我自不量力的接下了這份工作。由於時程緊湊，便邀請蔡宜蓉老師協助部分工作，進行初步的文字翻譯，文稿寄回後，我們因庶務繁忙未再進行有關的資料蒐集與研究，而譯稿則用於 Kielhofner 博士等人對 OPHI-II 的心理計量特質檢驗的研究。註

　　這幾年，Kielhofner 博士繼續出版許多研究著作，驗證「人類職能模型」學說與有關工具呈現的各項概念，職能治療理念架構也隨著健康概念的重新定義，更強調個案的職能參與，以及個案的職能生活史。由教學上的心得筆者發現，雖然 Kielhofner 博士的學說，從原著中來了解似乎有些抽象，但是卻是最接近職能治療架構與全人觀點的理論，而且奠基於此的《職能表現史會談手冊》所強調的會談重點與敘事取向，不僅有助於引導職能治療初學者建立了解個案的會談結構，例如，對話的方向、問句的形式、如何詮釋譬喻並深入探問、如何整理會談資料，以及提醒讀者會談關係的建立與文化差異的察覺等，供讀者彈性參考，且可由操作中深化專業範疇的認同。本書也非常前瞻的採用目前相當流行的敘事治療的概念作為

整合治療與案主問題的思考，因此亦適用於了解不同種類的個案問題以及作為其他助人專業學習者會談問題的參考。或許是類似的共識，有些同仁曾因教學或研究的需要詢問起這份翻譯手冊的內容，當時限於版權的考量，只能做部分的分享，幸好去年在心理出版社的同意與總編輯林敬堯先生的奔波協調下，Kielhofner 博士協助爭取到伊利諾大學芝加哥分校授予版權，這本書的中文譯著才得以與大家相見。

幾年的教學相長，對「人類職能模型」學說有了更多認識，也對《職能表現史會談手冊》的中心思想，有更多的體會，因此在付梓前又做了很多文句上的斟酌，以使翻譯的文辭能更清楚的傳達一些原著者在理念層次上的想法，在國內缺少中文職能治療資料的情形下，希望本書可以拉近讀者與理論的距離。「教而後知困，學而後知不足」，翻譯過程中，獲得的學習遠勝於付出，因此不敢說已竟全功，若有疏漏之處，還期待各位先進不吝賜教。

最後，要感謝支持我的家人、受教過的師長好友，以及有緣相處過的個案，給予我成長的機會。亦感謝心理出版社的同仁與謝玫芳小姐在譯稿準備上的建議與協助。並且希望這本書能協助臨床工作者更了解個案，不僅止於個案的問題，還有他的故事與想做的事。也祝福讀者能成就您想做的事。

註：文章可參考 Kielhofner, G., Mallinson, T., Forsyth, K., & Lai, J.S. (2001). Psycho-metric properties of the second version of the Occupational Performance History Interview (OPHI-II). *American Journal of Occupational Therapy, 55*(3), 260-267.

前言

職能表現史會談（Occupational Performance History Interview, 2nd version, OPHI-II）共有三個部分的評量，包括：(1)一套半結構性的會談（semi-structured interview），探討個案的職能生活史；(2)評分量表（rating scale），以測量個案之職能認同、職能能力，以及職能行為環境對個案的影響；(3)生活史敘事錄（life history narrative），以取得職能生活史的質性（qualitative）部分特徵。

此手冊討論了 OPHI-II 的沿革，敘述了支持此評估工具的理論，並提供了詳盡的說明以供使用。為了有效地使用 OPHI-II，治療師應對它的目的、發展、理論基礎、內容、可能的應用有通盤的了解。任何要使用 OPHI-II 的人最好先熟讀這份手冊，然後在首次進行會談、評分、敘事記錄時，將手冊當成參考的指標。

這份手冊的編排如下：第一篇包含 OPHI-II 的研究發展歷史，以及此工具的理論基礎。

第一章敘述了 OPHI-II 的發展歷程，提供使用者了解，造成 OPHI-II 現在內容與形式的一些概念與研究。此工具現今的形式，代表了概念、內省與結果的邏輯推演，甚至了解用以塑造及評估 OPHI-II 的概念與研究，可使我們對它的優缺點知道得更清楚。這歷史性的討論敘述了一個世代以前原版 OPHI 的發展，並回顧了影響現在 OPHI-II 形式的質性與量性的研究，也包含了近期完成的對 OPHI-II 的心理測量特質（psychometric properties）進行的評估。討論研究的重點是為了強調對此評估工具研究結果的應用，以及此工具的使用。想更了解研究方法與詳細統計結果者，宜參考引用的文獻。

手冊的第二章討論了以 OPHI-II 為基礎的人類職能模型（the model of human occupation, MOHO），此部分提供了理論的簡介，

強調轉換成評估形式的一些概念。OPHI-II 原是為那些在臨床上每天使用 MOHO 的人所設計的,進行會談、評分、完成生活敘事錄等,均需要對 MOHO 的理論主張有極好的了解;甚至,對使用 MOHO 為日常臨床推理的一部分的治療師,OPHI-II 是最有效用的。此份手冊並不適宜用來學習這個理論,對於目前的 MOHO 不熟悉的人可利用手冊中提及的參考資料,來練習熟悉與使用這些概念。

手冊中的第二篇討論如何使用 OPHI-II,分為三章。第三章介紹施行這份工具的一般注意事項,第四章討論如何進行半結構式的會談,第五章討論三個評分量表以及完成的方法。

第六章是屬於第三篇的部分,討論生活史敘事錄,以及如何完成記錄。第七章以使用 OPHI-II 於臨床治療時的一些考量,來總結手冊內文。

第四篇是附錄,包括不同的會談表、評分與記錄表,供施測 OPHI-II 時使用。**購買手冊的治療師,可翻印所有附錄裡的資料於工作使用。手冊本身受著作權保護且不得翻印。**欲購買英文手冊者可聯絡:

AOTA Products
P.O. Box 3800
Forrester Center, WV 25438
Phone: 1-877-404-AOTA   Customers using TDD phone: 1-800-377-8555
Fax: (304) 728-2171   Outside the U.S. phone: 1-304-725-7050
Web Site: www.uic.edu/ahp/OT/MOHOC

OPHI-II 的發展可說是一段漫長的旅程,跨越了約二十個寒暑。期間,心理測量與統計分析的新知增加了檢驗的能力,使我們可發展具計量、測量性質的評估工具。相輔相成的是我們對生活史會談中浮現出的質性資料的理解。最後,我們對以理論引導會談的重要性的了解,以及 MOHO 概念的發展,都大大影響了 OPHI-II。

極為多數位於各地的治療師和研究者,在過去二十年來,對 OPHI-II 的發展有不同的貢獻。在這裡,我們很難一一列舉出那些

參與研究、給予回饋、提供研究方法專長與諮詢的人，但重要的是我們深深感謝這許多人。對我們之中的有些人而言，OPHI 的進行是相當陌生的經驗，而對其他一些人，可說是跨越了二十年的心血。致力於這樣一項重要的職能治療評估，一切的一切都是令人興奮且具挑戰性的。希望讀者們在學習使用 OPHI-II 時，也能感受到這股興奮與挑戰。

第一篇

總論與背景

第一章

OPHI-II（職能表現史會談）
相關研究及發展的歷史

職能治療歷史會談的早期方式

　　在職能治療以進行會談來得知個案情況的觀念，可回溯到這個專業開始的階段。歷年來，隨著對職能治療的理解及理論的沿革，正式與非正式會談的性質和內容也有所改變。OPHI-II 的精神最主要源自 Mary Reilly 於一九六〇及一九七〇年代在南加大（University of Southern California）所發展的「職能行為學說」（occupational behavior）傳承而來。強調職能（occupation）及相關主題的學理都在那時建立起來。根據這些觀念，Linda Moorhead 在一九六九年發展了一套冗長而詳細的會談工具，以獲得個案職能生活（occupational life）方面質性資料的特徵，稱為職能史問卷（Occupational History）。在這歷史性的會談（historical interview）背後所透露的意義是：個案目前的職能狀態（occupational status）其實是過往生活經驗與環境影響的結果。要了解任何人目前的職能狀態，我們有必要去了解過去的力量如何塑造一個人成為今日的情況；甚至，同樣的生活史（life history）可作為對未來可能情形的最佳預測指標。

心理測量（psychometrics）在會談的應用

一九八〇年代，Kielhofner 及其同儕、弟子縝密地探討了職能治療會談的心理測量特性。早期是利用李克特式（Likert-type）量表來記錄由職能角色史（Occupational Role History）會談得到的資料，並檢驗此量表的施測者信度及前後測信度（Kielhofner, Harlan, Bauer, & Maurer, 1986）；然後，以此發展成正式的職能角色史量表，反應出彼時才發展出的「人類職能模型」（model of human occupation, MOHO）（Kielhofner & Burke, 1980）的概念。其他兩份以 MOHO 為主要概念，但會談目的不同的評量也在此時完成：職能功能評估（Assessment of Occupational Functioning, AOF）（Watts, Kielhofner, Bauer, Gregory, & Valentine, 1986）及個案職能分析會談量表（Occupational Case Analysis Interview and Rating Scale, OCAIRS）（Kaplan & Kielhofner, 1989）。前者是設計為篩檢式的會談（screening interview）評估，後者是作為協助擬定出院計畫的工具。

OPHI-II 之緣起

一九八五年，美國職能治療學會（American Occupational Therapy Association, AOTA）及美國職能治療基金會（American Occupational Therapy Foundation, AOTF）認為職能治療專業需要一套正式的職能治療會談評估，並決定支持這樣的研究。於是徵求研究計畫，希望為職能治療專業發展一套一般性的歷史性會談工具。這樣的會談可適用於各年齡層及各種殘障的個案，而且可相容於現有的職能治療理論。Gary Kielhofner 和 Alexis Henry 得到了這項獎助計畫以發展會談式評估，在與一群職能治療顧問團隊共事下，他們發展

了原始的 OPHI。

　　OPHI 原設計為可提供量性（quantitative）與質性（qualitative）的個案資料（Kielhofner, Henry, & Walens, 1989）。新版的 OPHI-II 即包含了一套半結構性會談（semi-structured interview），一份評分量表（rating scale），以及生活史敘事錄（life history narrative）。會談及量表的內容主要有下列五項範疇：

- 日常生活的習慣
- 生活角色
- 興趣、價值觀及目標
- 對於自身能力的觀感及賦予的責任
- 環境的影響

　　這個面談工具包括：(1)在以上所提及之範疇內應被蒐集資料的概要；以及(2)為蒐集資料所建議的一些面談問題。這套量表共有十個項目（每個內容有 2 題）。這些項目由治療師在完成面談後評分，此量表在評分時主要基於「適應」的概念，亦即以各項目對個人在職能適應（occupational adaptation）的影響來評分。每項以過去及目前的職能適應狀況各評分一次，所以共有二十個分數。完成面談後，治療師並且需要確認受試者在過去所表現的生活史型態為何，然後完成一份記錄以上五項面談範疇的個人生活史敘事的質性描述（qualitative description）。

　　OPHI 曾針對美加地區精神科、復健科及老人科，共一百五十四位接受職能治療病患進行研究（Kielhofner & Henry, 1988）。第一項是施測者信度：將治療師配對，以聽會談錄音帶的方式計分於量表上，檢驗其評分方式是否相同。第二項是再測信度：比較前後兩次面談施測的結果是否相同。最後，是詢問治療師此份會談在臨床的實用性。研究中，大部分的治療師認為這份會談評估在蒐集資料上是蠻有用的方法，百分之八十以上表示他們會在臨床上使用這份面談。有關信度的研究結果，OPHI 的施測者信度及再測信度則均為低度相關；量表的總分方面，在評分者與時間方面，測驗是具穩

定性的，但是在五大項範疇上的分項表現（每個範疇有 2 題），則不如預期（Kielhofner & Henry, 1988）。

原本 AOTA/AOTF 希望 OPHI 可與多種理論相容，而使得研究者不能根據特定的職能治療理論來設計此問卷。當研究者檢驗治療師採用的理論取向對使用 OPHI 可能造成的影響，發現配對的治療師若使用相同理論取向者，較使用不同的理論者在評分上一致性較高。這項發現顯示一個能與多種理論相容的會談評量，反而無法具備良好的信度，而且治療師在施測 OPHI 時，會受到他們使用的理論取向所影響。綜合這些發現得知，必須有一個清晰的理論為基礎，才能發展出一個良好的會談評量。

🌳 接續的 OPHI 心理測量研究

第二項仍由 AOTA/AOTF 贊助的研究（Kielhofner, Henry, Walens, & Rogers, 1991），試圖由發展較清楚的計分指導語，連結 MOHO 和折衷學派這兩個理論，以求能進一步改善信度。研究者保留原版的評分量表，但進一步發展如何進行會談，以及結合理論觀點的評分指南。此外，研究使用更嚴密的統計方法，結果顯示量表總分的穩定性雖可接受，但仍不盡滿意。Kielhofner、Henry、Walens 和 Rogers（1991）指出，其他具較佳信度的面談工具，如 OCAIRS 和 AOF，都在發展時與 MOHO 理論有較明確的關聯，因此，唯有修訂評分量表以符合其理論基礎，才能提高 OPHI 的信度。

接下來，由一位伊利諾大學芝加哥分校（University of Illinois at Chicago, UIC）研究生 Lisa Gutkowski 所做的研究（Gutkowski, 1992），則試圖修訂 OPHI 的評分量表，並使得各項目更能對應 MOHO 理論中的概念。然而，研究的結果並未能使得信度增加。

此時，UIC 的研究群獲得 AOTA 及 AOTF 贊助支持，成為職能治療研究中心之一，發展關於測量的研究。這些研究人員使用更有

力的統計方法來發展臨床的測量。藉由與芝加哥大學的測量、評估與統計研究中心（Measurement, Evaluation and Statistical Analysis Institute at the University of Chicago）的合作，研究人員引用了羅氏測量模型（Rasch Measurement Model），以此方法對 OPHI 進行更詳盡的分析。Trudy Mallinson 及 Lisa Gutkowski（CJOT，出版中）使用此法重新分析了之前由 Gutkowski 根據 MOHO 所修訂的 OPHI 研究中得到的資料，Mallinson 個人也進行了由國家衛生院（National Institutes of Health）得到的原版 OPHI 量表的資料分析。

　　以上兩項分析檢驗了兩個不同版本的 OPHI 量表（一是原版的 OPHI，另一個是根據 MOHO 修訂的量表）發現了類似的模式，亦即 OPHI 並非測量單一個「適應」的特性，而是獲得了三個不同的因素特性。一個是關於個人看待自己的方式以及可預見的職能參與的機會，第二是關於個人實際上所做的事，第三個因素是關於環境。很有可能 Gutkowski 研究發現信度不佳的問題，部分是因為以MOHO 為基礎的量表應包含三個概念的因素特性影響因子，而非僅一個「職能適應」概念而已；甚至，這些發現告訴我們，應該是發展三個分開的量表以測量這三個不同的概念，而非製作一個職業適應的大量表。

　　我們在 OPHI-II 製作了三個量表，分別稱為：職能認同量表、職能能力量表，以及職能行為環境量表。我們將在之後詳細地討論OPHI-II 時，進一步解釋這三個概念。

　　原版的 OPHI 需要治療師提供兩份評分：一是過去的情形，另一個是現在的狀況。因此，治療師與個案需做一個劃分，將生活分成過去和現在，這樣的劃分不僅作為會談方式，也是計分時的基礎。Fossey（1996）在研究英國的職能治療師使用OPHI的情形時指出，做這樣時間的劃分是很容易出現問題的。並且，這樣將個案的生活劃分為二來評分的困難，也可能是造成 OPHI 的施測者信度不盡理想的原因（Kielhofner & Henry, 1988; Kielhofner, Henry, Walens, & Rogers, 1991）。

　　因此，OPHI-II 摒棄了將生活劃分成過去和現在兩階段的評分方式，會談方式仍繼續強調整個生活史，注意過去生活中重大的改變及轉折（而非一個轉捩點），並辨別出個案生活的走向。

　　之前的研究對於 OPHI 的發展甚有幫助，其他研究也支持 OPHI 是一個極有價值的評估工具。Bridle、Lynch 和 Quesenberry（1990）用 OPHI 評估脊髓損傷個案的長期功能；Fossey（1996）則評估使用於精神疾患個案的情形。Henry 等人（1995）則研究以 OPHI 來預測精神科個案在第一次發病之後的社區功能，這項研究證明了經由 OPHI 得到的資料與社區功能預測極為相關。

🌳 敘事概念的影響與研究

　　另外，對 OPHI 的重大影響是一系列的敘事（narrative）研究。如前所提，OPHI 還涵蓋了關於個人生活的質性敘述，僅靠評分量表並不能完全記錄到由生活史而來的所有相關訊息。要了解個人生活史，必須包含過去所發生的事，以及其來龍去脈的所有質性細節。OPHI 從一開始就抱持個人生活史不容輕忽的理念，而近期在職能治療界對敘事的了解，以及 MOHO 對此觀念的納入，更彰顯生活史的重要性。

　　Helfrich、Kielhofner 和 Mattingly（1994）仔細地檢驗了兩個心理障礙的個案生活史，來探討個案自我所認知的生活經歷與其行為的關係，結果顯示出個案不僅像了解故事情節一樣地認定其個人生活，並且也據此行事，隨著他們敘事的走向，披露他們再度重現所敘述的生活。這以自己所述的故事來理解生活過日子的過程，稱為「意志性的陳述」（volitional narrative）。參與研究的個案顯示出，這樣的陳述如何影響了他們的自我了解與行為：有人將他的生活視為是一場對抗精神疾病的掙扎歷程，在憂鬱症影響他的功能以及打亂他的職業生活後，他一直試圖重回工作並獨立生活。另外，有人

將他的生命視為一場悲劇，認為精神疾病毀了他的生活，並且以這樣的方式過日子，而不期望生活有任何改善，也不會改善日常生活中任何小小的喜悅。這些人所說的「意志性的陳述」，同時可成為一種動態的媒介，藉此病人選擇及經驗著他們從事的職能活動。

Helfrich 及 Kielhofner（1994）更進一步地強調，治療的施行應繼續，或重塑這些說出來的生活故事。他們指出個案在接受職能治療所進行的治療事件，如何地影響個案的體驗，以及與生活故事之間的關係；個案接受治療時，這些治療其實正發生在他的生活中，並且對個案的下一步想法有所作用。

了解意志性的陳述或個案所述的生活故事，對於個案自我了解、行為及治療經驗的重要性，引導我們更進一步地檢驗 OPHI 的敘事部分。Kielhofner 和 Mallinson（1995）檢測了二十個以 OPHI 為工具的會談錄影帶，發現通常這些會談並未能引導出受試者的敘事描述。OPHI 的會談較有助於獲得敘述性條列式或特點的描述，而非敘事性資料。研究也指出有助於引發生活故事敘述時的一些會談策略。整體來說，研究提出了一些較為有效的方法來進行會談，以得知個案對生活史的敘事說法（稍後在本手冊會提及這些方法）。

Mallinson、Kielhofner 和 Mattingly（1996）以相同的會談做研究，發現人們會用隱喻（metaphor）方式來交代他們的生活歷程。有兩種主要的隱喻方式：一種是表達上的動能變化，個案在敘述時會慢下來、加快、躊躇、離題或跳過；另一種是「陷入泥沼」的感覺，人們使用這種方式來看自己的生活，覺得好像被困住，卻又無法從困境中脫身而出。在 OPHI 會談中，被個案用來描繪生活的隱喻，正有如他們生活的寫實，會談提供了個案一個機會，主動地使用譬喻來描述他的生活，而這也顯示了他們是以如此的譬喻來看待自己的生活。甚至，在提及他們的生活時，多數人暗示著他們生活在和這個比喻有關聯的世界裡，如此行事度日，早已行之有年。

綜合來說，這種敘事性的研究強調生活史陳述的重要性，並對此賦予新的意義，這皆是 OPHI 致力要達成的目標。這也對治療師

如何使用 OPHI 以更有效地蒐集個案敘事性的資料，以及如何詮釋得到的資料，提供了有用的觀點。最後，更指出了了解個案所敘述的內容與治療過程的相關性。

影響 OPHI 的學理概念

　　最後，也是最重要的一點，對 OPHI-II 最大的影響是 MOHO 的修訂。如前所提及，原本的 OPHI 在設計時，並未與學理概念有明顯的連結，以期可與不同的職能治療理論相容。由較早的信度研究發現，學理部分的確會對評分造成影響，這使得接下來將 OPHI 與特定的學理概念連結的努力方向更清楚明確。

　　藉由 OPHI 的研究與羅氏分析（Rasch analysis）的結合，更彰顯製作量表時理論的重要性。羅氏測量模型特別指出，一個好的測量工具應捕捉到「潛在特性」（latent trait）或結構概念（construct）（Wright & Masters, 1982; Wright & Stone, 1979）。換句話說，量表中的每一題，都應該要顯示量表所要測量的一個概念特性，或結構概念的一部分。因此，好的量表製作需要對理論概念有明確的定義，以便於用研究方法來決定題目概念的適合程度。羅氏分析藉由檢視題目與背後的理論是否具一致性，提供了一套嚴謹的方式以求證量表的效度。如前所述，由羅氏分析（經 Gutkowski 用於原版與再版 OPHI 的研究）得出 OPHI 含有三個潛在特性。

　　正當關於 OPHI-II 的研究試圖要以 MOHO 為理論基礎來發展，原本羅氏分析的結果為 MOHO 理論的概念分類，提供了其他的實驗證據。原本是想在環境分數外，再分別蒐集意志（volition）層面與習慣（habituation）層面的分數。然而，研究顯示，由生活史來的資料並非如此呈現，這些資料的組成是：(1)個人的自我了解；(2)個人的實際作為（doing）與表現（performance）。這兩項概念的要素，可在意志面與習慣面中看到。例如，意志面包含價值觀，價值

觀的自我了解方面〔在 OPHI-II 中稱為職能認同（occupational iden-tity）〕包含了一個人要有強烈及實際的價值觀與目標，而且這價值觀與目標是符合個人能力的。而在行為方面〔在 OPHI-II 中稱為職能能力（occupational competence）〕包含了能夠在每日的職能生活中，持之以恆地實行自己的價值觀。

羅氏分析也確認了 MOHO 中有關「環境與個人對職能行為的影響同樣重要」的學理論述。於是，OPHI-II 便加上了第三個環境的概念。

在 OPHI 的研究澄清了理論在評量上的重要性的同時，MOHO 的理論也在修正中。OPHI-II 反映了 MOHO 的新觀點與近期原著修訂後第二版（Kielhofner: *A Model of Human Occupation: Theory and Practice,* 1995）的觀念。第二章將會對這些觀念以及與 OPHI-II 的整合提供一個綜覽。

OPHI-II 的主要特點

在本手冊第二篇會詳細介紹 OPHI-II，這裡先就其主要特點做一個簡介。如同原版本，目前的評估包含：(1)一套半結構性會談指南；(2)依據會談登錄的量表；以及(3)記錄質性（敘事）資料的表格。治療師與個案所做的會談，是要蒐集有關個案職能生活史的資料。因為是半結構性的會談，故有一份結構式的、建議性的問題來進行會談，以確定所需的資料可被蒐集到。然而，在半結構性會談中很重要的一個概念是：治療師應該即興式地針對不同的個案，用最恰當的方式進行會談。應該注意的，不是治療師問了什麼問題，而是治療師是否得到了某些資訊。

這個半結構式會談是由以下幾個主題範圍構成：

- 職能角色
- 日常作息

- 職能行為環境
- 活動/職業的選擇
- 重大生活事件

在每一個主題內容下,提供一系列可行的或可供選擇的會談問題。治療師可以以任何順序,或來回不同主題的方式,來涵蓋這些主題進行會談。這個會談的設計是十分彈性的。

OPHI-II 第二個部分是由三個評量表組成的,包含:

- 職能認同量表
- 職能能力量表
- 職能行為環境量表

這三個量表將會談所得到的資訊轉換成三項評量:職能認同量表是評量個人將正向的職能認同內化的程度(例如,有何種價值觀、興趣及自信,如何以不同的職能角色看自己,可想像自己想要的生活)。職能能力量表是評量個人是否可以維持有生產性及滿足感的職能行為模式,程度為何。職能行為環境量表是評量環境對個案職能生活的影響。

會談的任何部分都有可能產生這三個量表需要的資訊,通常職能行為環境量表所需的相關資料,預計會由會談中的職能行為環境主題部分而來,會談的其他四個主題部分則提供職能認同量表與職能能力量表所需的資料。

雖說生活史敘事錄大致反應了會談的所有部分,大部分相關的資料較可能來自於活動/職業的選擇、會談中述及的重大生活事件,以及職能角色的部分。圖 1-1 顯示了這個關係。因此,OPHI-II 可有效地當成一套綜合性的會談,或是包含了以個案與環境為主的兩個會談評估。

因此,治療師可有三種選擇來進行會談:第一,一個單一且綜合性的會談,包含所有五個主題範圍、三個評分量表,以及生活史敘事錄。第二,是將 OPHI-II 視為兩套較短的會談,可在不同的時間進行,提供對個案及其環境一個通盤的了解。第三,將 OPHI-II

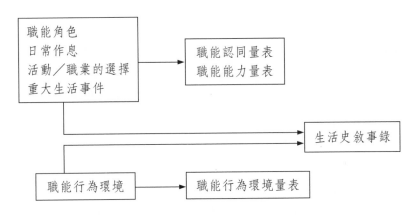

圖 1-1：一般結構性會談與三個計分量表的關係

當成兩個會談，擇其一進行即可（不論是著重在個人—職能認同及能力，或是環境方面—職能行為環境），此方式適合在治療師已有個案或其環境足夠的資料，只需要補充一部分的會談下，或是治療師只需要完成特定的事項，例如確認安排學校、訓練計畫、工作、團體之家等住宿的問題，以確保個案的功能。

　　整體而言，OPHI-II 原來是設計成非常有彈性的評量工具，治療師可修改成符合個案和治療情況的特殊情境來使用。稍後會看到在手冊中，提供更多的方法，以便彈性使用 OPHI-II。我們的目標是希望 OPHI-II 在當今臨床執業的領域內，可成為一個具有價值的評量工具，提供許多策略，來獲得有助於治療的重要訊息。對那些以諮商、督導為主，或其他非直接執業的治療師而言，OPHI-II 應該也是一套極好的工具。

參考文獻

Bridle, M.J., Lynch, K.B., & Quesenberry, C.M. (1990). Long term function following the central cord syndrome. *Paraplegia, 28,* 178-185.

Fossey, E. (1996). Using the occupational performance history interview (OPHI): Therapists' reflections. *British Journal of Occupational Therapy, 59,* 223-228.

Gutkowski, L.E. (1992). *A generalizability study of the revised Occupational Performance History Interview.* Master's thesis. University of Illinois at Chicago, Department of Occupational Therapy.

Helfrich, C., & Kielhofner, G. (1994). Volitional narratives and the meaning of therapy. *American Journal of Occupational Therapy, 48,* 318-26.

Helfrich, C., Kielhofner, G., & Mattingly, C. (1994). Volition as narrative: An understanding of motivation in chronic illness. *American Journal of Occupational Therapy, 42,* 311-317.

Henry, A.D., Tohen, M., Coster, W.J., & Tickle-Degnen, L. (1995). *Predicting psychosocial functioning and symptomatic recovery of young adolescents and young adults following a first psychotic episode.* Boston, MA, (Unpublished paper).

Kaplan, K., & Kielhofner, G. (1989). *Occupational case analysis interview and rating scale.* Thorofare, NJ: Slack.

Kielhofner, G. (1995). *A model of human occupation: Theory and application. (2nd ed.). Baltimore, MD:* Williams & Wilkins.

Kielhofner, G., Borell, L., Burke, J., Helfrich, C., & Nygaard, L. (1995). Volition subsystem. In *A model of human occupation: Theory and application,* edited by G. Kielhofner. *(2nd ed.).* Baltimore: Williams & Wilkins.

Kielhofner, G., & Burke, J. (1980). A model of human occupation, part one. Conceptual framework and content. *American Journal of Occupational Therapy, 34,* 572-581.

Kielhofner, G., Harlan, B., Bauer, D., & Mauer, P. (1986). The reliability of a historical interview with physically disabled respondents. *American Journal of Occupational Therapy, 40,* 551-556.

Kielhofner, G., & Henry, A.D. (1988). Development and investigation of the Occupational Performance History Interview. *American Journal of Occupational Therapy, 42,* 489-498.

Kielhofner, G., Henry, A., & Walens, D., (1989). *A user's guide to the Occupational Performance History Interview.* Bethesda, MD: American Occupational Therapy Association.

Kielhofner, G., Henry, A., Walens, D. & Rogers E.S. (1991). Generalizability study of the Occupational Performance History Interview. *Occupational Therapy Journal of Research, 11,* 292-306.

Kielhofner, G., & Mallinson, T. (1995). Gathering narrative data through interviews: Empirical observations and suggested guidelines. *Scandinavian Journal of Occupational Therapy, 2,* 63-68.

Mallinson, T., Kielhofner, G., & Mattingly, C. (1996). Metaphor and meaning in a clinical interview. *American Journal of Occupational Therapy, 50,* 338-346.

Mallinson, T., & Mahaffey, L. (In Press). Construct Validity of the OPHI (Revised). *Canadian Journal of Occupational Therapy.*

Moorhead, L. (1969). The occupational history. *American Journal of Occupational Therapy, 23,* 329-334.

Watts, J.H., Kielhofner, G., Bauer, D., Gregory, M., & Valentine, D. (1986). The Assessment of Occupational Functioning: A screening tool for use in long-term care. *American Journal of Occupational Therapy, 40,* 231-240.

Wright, B.D., & Masters, G.N. (1982). *Rating scale analysis.* Chicago: MESA Press.

Wright, B.D., & Stone, M.H. (1979). *Best test design.* Chicago: MESA.

第二章

OPHI-II 之理論基礎──
人類職能模型（MOHO）

　　OPHI 是以人類職能模型（MOHO）理論中所提出有關個人每日生活的動機、表現，以及職能行為等等的概念為基礎。本節將就 MOHO 中與 OPHI-II 最相關的概念提出簡要的概述。因為我們假設，使用 OPHI-II 的人，基本上已熟悉 MOHO 的概念，因此鼓勵想使用 OPHI-II 的人最好能參考 MOHO 的原著 *A model of human occupation: Theory and application*（Kielhofner, 1995）[1]。

　　根據 MOHO，職能行為是三個次系統，在個人所屬環境脈絡下合力產生的，進而成為健康、發展及改變的主要動力。

　　MOHO 將人視為動態的、自我組成的系統，始終隨時間開放並改變著。在這個自我組成的系統背後，即是持續進行的職能行為。也就是說，當人們參與工作、遊憩與日常生活活動時，他們也維持、增強、塑造及改變其本身的能力、信仰和性向。因此了解個案的生活史是很重要的，因為這歷程不僅塑造了個人，也創造了個人所在的生命軌跡。

1　譯註：此書已有第三版問世。

意志面（Volition）

　　MOHO認為每個人的職能行為，均以獨特的方式表達了一個普遍的需要：需要去行動。個人所做行動的選擇，其實是意志面次系統所展現的機能。意志面是由**個人因果觀**（personal causation）、**價值觀**（values），以及**興趣**（interests）組成，這些分別是個人對行為有效程度的評價、個人認為重要的事，以及個人覺得喜歡與滿足的活動。個人因果觀、價值觀，以及興趣，與我們的感覺、思考、決策息息相關，並經由參與活動時，展現個人在感覺、思考、決策這方面的本性。

組成元素

　　個人因果觀：意指個人對其行為的有效程度的評價，包括：(1)能力的了解，個人對目前能力及可能的潛力所持的察覺及態度；(2)效能的觀感，包含個人是否能控制自己的行為、以行為達成目標，以及對此是否有概念、概念為何。

　　價值觀：個人認為什麼是值得去做的、應該去做的，對事情抱持著何種目標或願望，都是價值觀的表現，價值觀也反映了引導個人努力的通則。價值觀會引發個人認為生活應該是如何、應該怎麼去做的強烈情緒。MOHO認為價值觀包括兩部分：(1)個人信念（personal convictions），即個人看待生活的方式與認為生活該追求的目標；(2)承諾（commitments），個人強烈的情感本性去遵守應該做的正確作為。

　　興趣：興趣反映了個人原本的個性與後天的嗜好。包括：(1)吸引力（attraction），傾向於喜好某些活動或做某些事；(2)偏好（preference），知道自己喜歡以什麼特別的方式做事，或喜歡某特定活動甚於其他。

活動與職業選擇（Activity and Occupational Choices）

　　意志面引導著個人去選擇職能活動，以填補其一天的生活。這些**活動選擇**（activity choice）是短期性的、有意的，決定著個人是否準備參與何種職能活動。決定要念本書，或打掃房子，或找個朋友一起散散步，或為了準備考試讀書，或從事某個嗜好活動，或烤些小餅乾、逛街購物等等，都是活動選擇的例子。

　　個人也會決定將一些短期從事的職能活動（occupation）延伸變成生活中較永久的部分。在做這樣的決定時，也同時選擇了新的角色（例如成為一個治療師）、獲取一個新的嗜好（如常常運動），或進行一個計畫（如學習 OPHI-II 評估）。諸如此類的決定，需要一段時間的專心，全力以赴地採取一連串的行動，或一段時間規律地進行某件事。這些**職能選擇**（occupational choice）是來自個人有意的決定，且包含蒐集資料、思索反省和想像等延伸過程。

意志性的敘述（Volitional Narrative）

　　個人所做的活動與職能選擇，是其意志的作用。然而，做決定只是意志面的一部分功能，其實，意志的作用還包含對未來的期許、過去的行為經驗，以及過去職能經驗的詮釋。因此，構成意志面的思考、感覺和決策部分，必須加上目前的環境、過去的記憶及對未來可能的想像為支柱。**MOHO** 的觀點認為，人們經由其生活的歷程整合了其過去、現在與未來，而成為一個整體，此生活歷程即反映自個人所做的意志性的敘述。一個人會自然而然地以敘述的形式來架構其對生活的理解，將自己視為故事的主角。故事中不僅評價了自己的能力，也考慮到如何尋求生活的滿足與價值。意志的敘述將個人因果觀、價值觀及興趣，根植在個人生活事件與環境之下，接下來，個人有如演出連續劇的續集一般，繼續經歷著已揭露過的生活。因此，經由職能行為，人們嘗試依著他們認為重要的、可以帶來滿足的、他們可以達成的方式，繼續著他們的故事。

OPHI-II 提供治療師一個機會，來得知影響個案生活的相關事件與經驗。經由會談的方式，更提供了解個人如何陳述其生命歷程的方法，個人陳述的部分即為意志性的敘述。

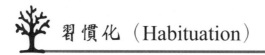

習慣化（Habituation）

個人會養成或表現一些重複出現的職能行為模式，並且構成其每日的生活型態。這些模式是經由個人**習性**（habits）及**角色**（roles）來調節。這個養成或重複這些行為模式的過程，稱為習慣化。

組成元素

習性：習性是自然表現出的行為，保留了我們學習以及重複的做事方式。習性反映出一個人：(1)慣常活動的表現；(2)一般時間的運用；(3)行為形式（例如，慢半拍或是急性子個性）。

內化的角色：職能行為反映出個人內化的角色。我們會扮演著伴侶、父母、工作者或是學生等角色，並將自己視為如此的身分，以此行事。由個人隱藏於內的這些角色，也使他人產生對此個人職能表現的某種期待，以及預期個人擁有達成這些期望的能力。

習性與角色的交互作用

習性與角色同時使我們藉由環境中的特性與情況，來自動行事。角色指引著個人依社會地位該如何表現，習性調節著個人其他方面慣性的行為，以及職能活動上的表現。許多職能行為都屬於熟悉的日常作息活動，再加上一些變通的行事方式，以維持個人需求的滿足，並達成環境合理的期許。

OPHI-II 提供了一個機會去蒐集有關個人內化的角色，以及個人完成角色任務的方式的有關資料，並且評估個人日常生活的作息

習慣。因為 OPHI-II 是做歷史性的回顧會談，所以可以看角色與日常生活的變化情形。生活作息與角色變化的評估，對於理解個人的疾病、殘障或其他生活事件，給個人職能生活上帶來什麼樣的衝擊，特別有用。

職能表現（Occupational Performance）

第三個次系統使日常工作成為可能。表現（performance）包含了肌肉骨骼、神經系統、知覺認知等現象複雜的交互作用，而形成了「心理—頭腦—身體的表現次系統」。這個次系統與環境因子互動的結果，反映了個人的潛能，使得個人可於職能活動中表現出技能。對於潛能以及技巧表現的評量，通常由職能治療師直接觀察得來，因此，OPHI-II 本身並不是要推測個人能力或技巧，而是希望能與一套適當的評估合用，以評估個案的能力與技巧。

環境

環境以下列幾種方式影響個人行為：(1)**允許**職能表現的機會；(2)**強制**某些特定行為的發生。亦即，環境會自發性地求取職能行為的發生。

環境包含物理的與社會的層面。物理**環境**包括環境中的物件與空間。**空間**指的是個人表現行為的脈絡，可能是自然的或是人為的情境；**物件**指的是個人與之互動或操作的自然或人為的東西。

社會環境包含一群人和這些人表現出來的職能形式，提供並限定了角色的期待、環境的構成，以及角色扮演的社交空間。團體的周圍環境、常規、氣氛，會引致一些特定的職能行為的發生。

職能形式（occupational form）是指在特定環境下「要去做的

事」。職能形式是維繫於人類集體知識，且是為人所知，一種相關且具有意義的行為。通常我們說「洗衣」、「打牌」、「看書」等等，就是一種職能形式，是團體中一種典型行為的一部分，也是其中的成員知道而且可用言語描述的。

個人在環境中（包含物理與社會環境）中表現職能活動。**職能行為環境**的構成物有空間、物件、職能形式，及／或社會團體，這種種構成了行為的意涵。職能行為環境包含住家、學校、工作場所，以及聚會、遊憩、休閒之處（如戲院、教堂、俱樂部、圖書館、博物館、餐廳和一些商店等）。個人的職能行為是受到這些環境所引發形成的。

OPHI-II 的架構是希望提供有關個人所處的團體，所表現的職能組織形式、操作的物件及空間環境等相關資訊，來了解個人主要生產性活動、家庭生活及休閒娛樂等職能行為發生的環境概況。

參考文獻

Kielhofner, G. (1995). A model of human occupation: Theory and application. (2nd ed.). Baltimore, MD: Williams & Wilkins.

第二篇

OPHI-II 之施測

第三章

施測

決定 OPHI-II 是否適用

使用任何評估工具的第一步,是決定該評估是否適合使用。決定是否使用 OPHI-II 前,有兩個因素必須考慮:一是 OPHI-II 是否適合這個個案;二是 OPHI-II 可否對於治療情境下做臨床推理的過程,提供有用的資訊。

決定個案是否適合

OPHI-II 的設計是給那些可以進行「生活史會談」(life history interview)的職能治療個案。決定某個個案是否適合會談的重要因素有年齡、情緒／心理狀態,以及認知／語言能力。

年齡:決定適合 OPHI-II 的會談個案的年齡,是因人而異的,但通常可以把已屆青春期以及青春期以後的成人當作合宜的個案。對於十二歲以下的人可能不太有用,然而,治療師應針對個案在回答會談問題時,是否真有足夠成熟度及自我了解的程度,做個別的考量。對於在校學生,因為會談提供另一種方式來了解此學生的角

色，因此是可行的。對於老年人，只要有足夠的認知能力可回答相關的生活史問題，OPHI-II 應該可適用於老年的個案。

情緒／心理狀態：OPHI-II 是屬於個人性的會談，會詢及個案的許多生活點滴，通常會談的內容可能會引發情緒的變化。在回憶一些事件和情境時，治療師應注意這可能引發個案的情緒反應。一般而言，個案會談中情緒的起伏，應不足以作為避做會談的理由，但有時治療師會判定個案的情緒狀態尚未準備好來面對這個會談。例如有時候，個案會表現有極大的情緒困擾，或有重大生活創傷／失落需要調適，或因為精神症狀而有情緒極不穩定的情形。

當治療師不確定個案對會談會表現什麼樣的情緒，可嘗試做短時間的會談，一次談一小部分。當個案對治療師較信任，比較可以談論、思考自己的生活時，會談也比較能順利進行下去。另一方面，治療師可能會發現在會談開始之後，個案在情緒上無法繼續深談，此時須有專業的判斷來決定結束或嘗試繼續這個會談。

決定適合的情境

要決定 OPHI-II 對治療上臨床推理的實用性，治療師需將評估的目的與架構銘記在心。OPHI-II 是一份回溯性會談，主要是希望深入地了解個人的生活史，疾病、殘障或創傷對個人生活的影響，以及未來個人生活的方向目標。當治療師認為通盤地了解個案生活史，有助於治療時，會談就非常適合進行。對大多數個案而言，這類資訊對治療很有用，但有時受限於會談時間或治療情境，OPHI-II 並不是評估的最佳選擇。

以下為兩個 OPHI-II 並不能保證通用的例子：[2]

- 在一個以急性照護為主的醫院中，治療師對髖關節手術的個案只有一次或兩次的治療，且主要是提供相關資料或輔具介

---

[2] 譯註：這兩個例子，受限於治療執行的內容與情境，或是治療期限，OPHI 可能不是最適合的評估。

紹，以使得個案出院後可安全地做到自我照顧。
- 在精神科短期住院病房，個案通常入院時身體機能極差，而
  一旦穩定後，即辦理出院。

接下來的一些例子，則很適合考慮用 OPHI-II 來評量：
- 轉銜計畫（transitional program），將有學習障礙／行為問題
  的高中生放入實地工作訓練（on-the-job work training）。
- 脊髓損傷復健計畫。
- 安養計畫（residential program），老年人由獨居轉進有專人
  照護的居住環境。
- 日間住院（day hospital program），對急性住院後的精神疾病
  個案提供結構性的活動。

在選擇 OPHI-II 成為例行評估前，治療師應熟悉此評估，並試
問在有助於了解個案及治療過程下，是否確保自己可以投入足夠的
時間及心力完成這份評估。在許多情形下，我們有這樣的自信認為
OPHI-II 對評量與治療是很有價值的，但並不就是說這個評量適用
於所有情形與所有個案。

施測步驟

OPHI-II 包含三部分：(1)會談；(2)評分表；(3)生活史敘事記錄。
會談包含與個案進行一段（或一連串）對談以得知其生活史。
在進行會談前，治療師應蒐集個案各種相關資料，以促進會談進
行。會談前蒐集的相關資料可以是很廣泛的，從疾病史或其他正式
管道而來的任何個案背景資料，都是很有用的。
對有些個案，治療師也許想在會談前施行其他評估，包括一些
操作測驗、自填式量表──如角色量表（Barris, Oakley, & Kielhofner,
1988）、興趣量表（Rogers, 1988），或其他提供個案資料的自陳式
量表。在會談前蒐集資料的目的，是使治療師可以針對個案的情形

來修正會談進行，背景資料作為評斷受訪者在會談時的準確性與真誠度也是十分有用的。其實還有許多方法進行會談，稍後會再提及。

OPHI-II的第二部分是評分表，共有三份量表對應著會談內容，包括：⑴職能認同量表；⑵職能能力量表；⑶職能行為環境量表。職能認同與職能能力量表包含了在會談中可能談及的有關問題。職能認同量表著重於個人所相信、察覺的與感受到的，因此，包含一些個人抱持的信仰、對個人能力的認定與感覺、喜歡做的事、認同的角色等課題。職能能力量表著重於一個人做了什麼事，包含個人是否可以維持具功能性和滿足感的生活作息、是否以符合其興趣與價值觀的方式來行事作為等課題。通常這兩份量表宜一起完成，由職能認同到能力，兩者的相關將在會談介紹中探討到這兩個概念時，再做討論。

職能行為環境量表主要在於環繞著工作、住家及休閒等職能活動的物理與人為的環境，可以在職能認同量表與職能能力量表之外獨立計分。由完整的會談可引發這部分資料的揭露。即使不是在一次時間進行完會談，治療師最好還是進行完整個的會談，並對三份量表完成評分。然而，有時治療師也許認為沒有必要完成職能行為環境量表部分，或是職能認同與能力量表部分；抑或是先完成職能認同與能力量表，然後再做職能行為環境量表。由於會談會引出對這三者概念的有關資料，治療師可由個案情形，決定哪個評分表對個案最為適用。

OPHI-II 的最後部分是生活史敘事，包括個案生活史的特質，手冊中關於生活史敘事錄這部分，提供了書寫記錄時的指引與範例。

參考文獻

Barris, R., Oakley, F., & Kielhofner, G. (1988). The role checklist. In B. Hemphill, (Ed.), *Mental health assessment in occupational therapy*. Thorofare, NJ: Slack.

Rogers, J. (1988). The NPI Interest Checklist. In B. Hemphill (Ed.), *Mental health assessment in occupational therapy*. Thorofare, NJ: Slack.

第四章

進行會談

　　手冊的這部分，是要幫助使用者學習如何進行OPHI-II的面談。理想的會談應是自發性的、自然的、舒服的。好的會談看起來應是兩個人都參與其中。要能將 OPHI-II 會談做到這樣，必須要徹底了解會談的目的，並且實際地練習操作 OPHI-II。

　　這一章節，首先將提供一些有關會談的背景了解和粗略的建議，然後將介紹一系列會談的「建議形式」。第一部分只是一套建議性的會談問題，還包括其他問問題的方式。第二部分是一份會談進行流程，以及會談涵蓋的問題的表列圖示。這些圖表是為了符合不同治療師的習慣方式與經驗而設計。

　　這些資料是提供給治療師，協助其學習如何進行面談之用。然而，我們可以想見，若治療師對此會談十分熟悉，提供參考的問題即顯得多餘，治療師反而會有自己決定的會談目的與內容範圍，不需要提供問題作為協助，便足以自發主動地進行會談。

進行 OPHI-II 會談的文化考量

當與一個和自己來自不同文化背景的人進行會談時，治療師必須對觀點上或意義上可能的差異提高警覺。治療師與個案的社會文化差異，是溝通過程的必經之路，但當這差異變大時，誤解的可能性也隨之增加，包括個案可能並不能完全了解治療師的問話，乃至治療師不能完全了解個案所做的敘述。文化差異亦可能使個案因為不確定治療師會如何看待即將說出的事，而猶豫著是否該向治療師透露。甚者，有些治療師和個案在會談中表現的行為，也有可能會傳達非常不同於原意的意思。

因為治療師與個案文化差異造成的困難挑戰，治療師得小心注意著可能出現的問題。最好的方式是，治療師能嘗試去了解平常即會遇到的文化異同議題，也就是說，平常就花時間觀察，經由個人日常生活經驗來學習：由特定文化族群，學習了解他們的日常所為、生活軼事、社交關係、一般行為和個人態度等，努力去了解該文化的價值觀和觀點。

學習欣賞另一個文化，其中一個重點，便是省思和個人本身文化有關的觀點與行為。體察他種文化需要認知到個人文化觀點下，可能隱藏的偏見。若一個人能將本身的文化觀點，看作是一種看事情或做事情的方式，則將更能去了解及尊重其他文化。在會談中去了解、尊重，以及思考其他人的文化背景，同時意味著能將自己的偏見暫放一旁，而去反省文化的差異，對會談會造成什麼樣的影響。

OPHI-II 會談提供了一個很好的機會，使我們由另一個文化來了解一個人的觀點。然而，即使以這樣的方式進行會談，仍然無法保證能獲取這些資料。如果治療師可以用嘗試的態度，去發掘他人如何看待自己的工作、經歷事情、有哪些最關心的事、如何又為何地過著現今的生活，則文化的誤解即可望減至最低。但是，保持這

樣的態度可不是件容易的事，千萬別掉以輕心。

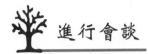 進行會談

　　OPHI-II 原本的設計就是一份回溯性的會談，這樣回溯過去的歷史性會談是職能治療評估很重要的一部分，因其提供了對個人職能生活的了解。這些訊息是了解個案如何詮釋他所遇到的工作困難、對未來方向可能的期待、認同什麼是有用的治療等等事項的重要關鍵。

　　當進行 OPHI-II 時，重要的是治療師需要蒐集兩種資料：一是間接推測的資料（circumstantial data），另一個是敘事的資料（narrative data）。

間接資料的蒐集

　　間接資料包括個人生活事件的順序、過去的情形、目前時間的計畫安排等等。在本章末有許多建議性的問題，提供來協助這方面資料的蒐集。將這些資料稱為間接性，而非客觀性（objective）或實際性（factual）的資料，是因為我們認為一個人在會談中的敘述，其實是主觀的，而且是以個人對事件的察覺與再收錄的內容為主。並不是說間接資料就是有誤差的，而是它所代表的是一個人是如何度過他過去生活中的事件。OPHI-II 所蒐集的生活史，其實就如同一份個人的自傳，是由個人獨特觀點為出發點，來敘述過去生活中所遇到的事件。純熟的會談者會引導出這些細節，使得這份自傳能對於臨床評估及介入有所幫助。也就是說，會談的目的是蒐集資料，以便由受訪者的觀點，來了解其生活中發生過的，以及正發生中的重大事件。

　　OPHI-II 所要了解的生活情境，是以會談本身的理論基礎為指南。首先得注意的，這是一份關於個人職能生活的面談，因此，不

是所有有關個案生活的情境都與會談有關係，所以會談者需提醒自
己會談的重點所在，技巧地使受訪者聚焦於其生活上與職能有關的
部分做回答。再次提醒您，關於本章後所附的問題，目的是協助治
療師學習如何適當地將會談聚焦，而不至偏離主題。

敍事資料的蒐集

> 生命歷程不能僅被視為一連串分割的經驗，如同岩石
> 層一般的依年代鋪陳排列；個人經驗始終是鑲嵌著彼此相
> 關的、有意義的解釋──一種自傳式的詮釋。個人經驗是
> 生活主題與生命時間互相關聯交錯的一種整合形式，這形
> 式構成了個人終其一生的經驗。
>
> （Rosenthal, 1993, p. 62）

　　如前面所提，OPHI-II 所蒐集的第二種資料為敍事性資料。敍
事資料與個人生活的情境交織而成故事，訴說著它的寓意與意涵。
因此，敍事資料提供受訪者，對於自己如何理解自己的生活，以及
想要的生活形式的一種內省。本章後段建議的問題，是作為蒐集敍
事資料使用。但因敍事資料的蒐集是極具挑戰性的，接下來提供一
些指引，作為進行一個好的會談的參考。
　　當進行 OPHI-II 會談時，會談者需鼓勵受訪者述說自己的生活
故事，Kielhofner 與 Mallinson（1995）發現當治療者在會談中表現
出「述說的興趣」，個案比較願意說出自己的故事。

敍事會談的策略

　　接下來的會談策略，可作為會談中引發個案敍述的動機。
　　在合理的情況下，以受訪者的回答來引導會談的方向。OPHI-II
是設計來蒐集關於個案職能生活的特定內容，每個受訪者都會對提
到的重要事項有些自己的想法，只要治療師認為聆聽到的資料，可

以對評分表上所涵蓋的概念提供一些理解，治療師就應鼓勵個案，依個案自己想要談的方向去談。也就是說，治療師應致力去蒐集資料，而非努力要求自己問出應該問的問題。

　　當治療師嚴密地控制問題和答案的順序，直接打斷與問題無關的回答，要受訪者重回「主題」時，常會打消受訪者敘述的意願。使受訪者嚴謹作答的方式，會透露給他人一種訊息，以為會談者只對問問題有興趣，而非對受訪者所回答的生活內容有興趣。

　　為有效地鼓勵個案述說他的故事，治療師需要熟知 OPHI-II，並要曉得手冊後的問題僅供作學習進行會談的參考而已。治療師最後終需熟練 OPHI-II 的進行，不需要依靠建議的問題單，而以自己所需要蒐集的會談資料為參考指南。在介紹會談該有的結構時，我們會對此點再做陳述。

　　請個案對回答再詳加陳述。個人在回答問題時，通常不會對有關的事盡其所言，有的受訪者會表現得沈默寡言。治療師應鼓勵受訪者，對一些看來重要的事再多做敘述，例如以下所列出的一些問題，可進一步要求個案詳述事情的原由，或解釋事情的轉變，希望個案敘述出事情的實際狀況：

- 之後發生了什麼事？
- 對於這件事，你的反應是什麼？
- 你覺得造成這樣的原因是什麼？
- 所以，之後你怎麼做呢？

　　繼續會談下去前，先確定受訪者說完他所要說的。前面說過，要個案能有興趣地繼續陳述，治療師必須要對所聽到的個人故事表現出關心的態度。向個案確認他已說完了對問題的想法，可證明治療師是誠懇的，而且是認真地想去了解個案的觀點。

　　對個案以對自己有利的觀點來看事情的方式，表現真摯的關心。當受訪者對會談的議題有較多的掌控，他們會傾向於由他們的觀點來陳述事情，也就是做個人主觀的敘述。人都需要一些社會認可的空間來陳述自己對事情的看法。治療師可將 OPHI-II 視為了解

受訪者對生活看法的一種方法，唯有採用這種觀點，會談才能有效地引發故事的敘述。

以引發受訪者陳述反應的方式來提出問題。有三種問題可有效地引發敘述性的資料：

1. *以生活的改變為方向的問題*（例如，生活是變得較好或較差的問題）。關於生活史上重大改變的問題，可以引導出敘述的資料（例如，在某個「關鍵」時刻後，生活變得較好或較差）。確認出生命歷程的這些關鍵時刻，以及它的重要性，是格外有價值的。嘗試去確認個案對於喜歡過去什麼樣的自己，或將來事情如何可以變得更好等問題的態度，可對個案道德與價值觀的考量有一番理解。

2. *有關動機的問題*（例如，欲求、恐懼與希望）。對於這方面的問題，問的方式是很重要的。例如問受訪者：「你擅長什麼樣的事？」或「你喜歡做什麼事？」並不盡然就會引發個案的陳述。但若是問個案：「對於過去發生的事，可有什麼希望？」或「為何在當時會做這樣的決定？」比較能引發出個人的故事。可讓個人連結其經驗的問題，比要個案客觀地評論自己的動機特質的敘述性問題，較容易蒐集到敘事資料。

   故事情節中，常會出現為何事情最後會如此發展的解釋，以及交代主人翁意圖或希望發生的事（Helfrich & Kielhofner, 1994; Mattingly, 1991）。在會談中，可用以下的問題來探知受訪者對事件因果，以及動機歸因的論點：

   • 你覺得什麼事使自己做出如此反應？

   • 你為什麼這樣做？

   • 在這樣的情況下，你覺得你會那樣做的原因是什麼？

   在敘述上對個人動機有基本的了解後，可以問以上這些問題。在會談中確認出個案對自己的能力的懷疑，或隨著時間無法控制自己的行為，固然很有幫助，然而獲知這樣的動力是如何顯現在日常生活中，亦是十分重要的。

3.*關於特殊事件或情境及其意義的問題*。關於個人生活中的特
別事件、值得紀念的場合或關鍵事件，此類的問題有助於引
導個案敘述。詢問個案關於某個情況的感覺、疑惑，或是隨
口提及的某個情況，也可以引導出更多的陳述資料。以下是
一些問題舉例：

- 可不可以告訴我，你是否曾經實際地完成了某件困難的
  事，那次的情形如何？
- 對於你剛提到你所感受到的情形，可不可以舉一個例子？
  發生了什麼樣的事情？你做了什麼呢？

　　問及個案由過去的一些事件學到了什麼教訓，或過去的
事對他們有何重要性的問題，也是引導敘事資料的有用方式。
　　總結上述所說的，有下列這些敘事會談的策略，可以協助會談
的進行及資料的蒐集：

- 在合理的情況下，以受訪者的回答來引導會談的方向。
- 請個案對回答再詳加陳述。
- 繼續會談下去前，先確定受訪者說完他所要說的。
- 對個案以對自己有利的觀點看事情的方式，表現真摯的關心。
- 以引發受訪者陳述反應的方式來提出問題。

找出意義與譬喻

　　Mallinson、Kielhofner 和 Mattingly（1996）強調譬喻及意義在
個人故事中的角色。譬喻藉由眾人皆知的表象詞句，來代替尚未能
為人理解的事情，並且對較複雜和難以辨讀的情況賦予較明確的意
義。舉例來說，有些個案在回答 OPHI 會談時，用了「被絆住」的
譬喻來形容他們對生活的感受。譬喻常常浮現於個案訴說他們如何
經歷生活中的各項事件時，因此，以下這樣的問題會有點幫助：

- 對你而言，那像什麼？
- 你會怎麼描述那件事對你生活的影響呢？

此外，當個案以想像的方式來描述他們的行為、情境和經驗

時，譬喻法也會出現。了解會談中這些想像的浮現，對於幫助找出更特定的問題，引發譬喻的出現是很有用的線索。

例如，一個個案在會談中提及被束縛住、被扯住、被強迫及被限制等等的描述，治療師做思考、然後去發掘，是否這些想像確實反映出案主被絆住的深層感受，通常這是進入個案生活故事核心主題很有用的方式。但是，問這樣的問題要很小心，以避免誤導受訪者以特定的方式來看事情。與受訪者一起核對他的說法，以釐清這個譬喻方式是否「感覺是對的」，或者是「似乎真的道盡了所有的一切」，都是一些與個案澄清的方式。

絕對不要去假設你與個案在每件事情上，分享著相同的意義。必須要小心地去澄清一些如「你如何決定那件事？」或「那時與現在有什麼差別？」之類的問題。

使用個人物品或實際評估作為會談的跳板

請個案分享他的照片、剪報、獎章、紀念品，或其他個人物品，都可以是很好的誘導方式，以鼓勵個案多作敘述。利用個人物品來幫助個人架構或組織其生活史，是十分有效的。可以將照片依特定順序排列，或將物件以順序排成一排，用以喚起記憶，或表現由一件事到下一件事的演變。有許多變通方式可以進行這樣的活動，僅僅是詢問個案關於他穿的衣服，或房內有的東西，都是很好的催化劑。當然，若是在受訪者家中進行 OPHI-II 的會談，使用個人物品就更方便了。藉由向個案提及一些深具個人意義的物品，傳達給案主這個會談主要是以個人生活為主，可以增進個案敘述的動機。

當有一些可供利用的資料作為起點時，對詢問敘述性的問題是很有幫助的。其他評量所提供的具體資料，如檢核式量表、自陳式量表，都可作為進行會談的基礎。

示範敘述的行為

　　當治療師與個案分享一些事時，即使只是最近發生的小事情，他們即示範了一個自我坦露的模式給個案。此外，這類的故事分享，也有助於建立自我表露時適當的社交空間感，協助敘述行為的進行。

　　OPHI-II 會談的結構設計是包含了方才列出的一些進行策略與問題，治療師應在會談中不時地去察覺，何時才是提出自發性問題的時機。問題應是由對話過程中自然順暢地浮現，並反映出會談的意向。如 OPHI-II 這類有著理論基礎的會談工具，會引發出個人生活所擁有的獨特觀點。然而在與個案的觀點互動時，必須加入理論的觀點，唯有這樣雙向的交流，才能使理論與個人生活故事的關聯變得更明顯。

　　最後，找尋以敘事為導向的問題，並不是要你放棄較間接性的問題或描述，這些問題其實也是治療師了解個案的重要元素。最後，我們相信一個好的會談應該是能捕捉關於生活中的事件、情境、成功和失敗，以及了解個人在其生活上呈現的主觀經驗。

🌳 會談的自然歷程：使用建議的題目

　　接下來這個部分，我們提供了一些建議的問題（有些有不同的替換問法）。必須知道，這些題目**只是提供作為參考用，而非強制使用**。很難想像一個好的會談，治療師只會依照所給的問題依序地照字面逐字問出，治療師必須以問題為基點，而且隨時感受個案的情況，使會談能自然順暢地進行。甚至，治療師在細讀這份手冊後，可能不需要直接使用提議的問題，就可以進行一個良好的OPHI-II會談。

　　由於有一些治療師覺得，由建議問題的架構作為會談的入門會

比較有幫助，所以我們發展了一些題目，並以下列的主題來分類：

- 職能角色
- 日常作息
- 職能行為環境
- 活動／職業的選擇
- 重大生活事件

接下來，會對各主題範圍詳加介紹，並以三種格式來呈現會談的題目。每個主題範圍都有三個格式來呈現：問題條列表、問題流程圖和流程關鍵字句圖。第一種是依序列出對所有主題的建議問題，但並未依問題流程圖組成。第二種是流程圖框，將同樣的問題放入流程圖，以顯示會談可以繼續進行的方向；流程圖中亦顯示如何依個案的回答，走不同的路徑問話或用另一種方式來問問題。第三種，可見附錄，是全部會談的關鍵字整理表（即所有主題與其下的副題），這個概要式的圖示呈現了所有的會談內容，不需要詳列所有問題即能一目瞭然。

我們希望不論是用流程圖或問題條列表的人，當他們愈來愈熟悉這份會談時，可以變成以記憶方式或套用會談的示意圖來進行會談。

這些主題範圍的分類，是以我們認為的提問邏輯組成的，當然，也有可能用別的方式來將問題分類。若覺得這裡提供的主題內容不適合特定的個案族群或治療師，希望治療師也可以實驗看看其他分類問題的方法。

使用這些圖表沒有什麼正確或不正確的方法，不論是流程圖、條列問題或關鍵字句圖，都只是作為提醒會談者會談內容的工具而已。會談者可任意使用或單憑記憶。甚至，前面提過，OPHI-II 的使用者可能會發現，當隨著時間的練習，他們變得更有經驗時，進行會談所需要的協助可能也會改變。

開始時，使用流程圖或問題條列表是比較好的選擇，可擇其一進行會談。會談進行好壞的指標，是會談是否問到了足夠的資訊，

足以完成三份評分量表與一份生活史敘事記錄。另外，重要的是，注意會談進行時是否自然舒適，因為會談對與個案建立良好關係有重要影響，所以，一個感覺舒適自然的會談是很重要的，而且這樣才會出現誠實與完整的會談資料。

　　接下來的內容是會談中每個主題下，建議問題的條列清單、問題流程圖和關鍵字句圖。

職能角色

「職能角色」的這部分，是探索組成個人生活型態的職能角色而提出的一些問題。

工作者、學生、照護者的角色

☐ 介紹一下你自己。

你現在有在工作嗎？

你現在是就學中嗎？

你現在是在家中照顧孩子，或是伴侶，或_____？

〔或〕

我知道你是：員工／學生／得負責照顧你的_____？

〔循著目前的工作者／學生／照護者的角色問下去〕

☐ 你怎麼會〔找到這份工作／選擇這類工作或學業／負起照顧____的責任〕？

☐ 你的工作／學業／照護要做哪些事情？

〔或〕

作為一個_____，你要〔為你做的事〕負什麼樣的責任？

這些責任／工作，你處理得如何？

你喜歡做這些事嗎？

☐ 你覺得最主要的，你可以從你的工作／學業中得到些什麼？

〔或〕

你做這個的最主要原因是什麼？

☐ 你覺得你是什麼樣的員工／學生／照護者？

可以舉例說明你為什麼這麼認為嗎？

〔或〕

可不可以舉一件最近發生的事，來說明你是一個怎樣的員工／父母／伴侶／兒子／女兒？

〔或〕

身為一個員工／父母／伴侶／兒子／女兒，你可不可以說一件最近發生、且令你覺得引以為傲的事？

〔如果目前不是學生或工作者的角色〕

□ 過去曾經工作過嗎？

〔回答是〕你怎麼會〔找到這份工作／選擇這類工作〕？

〔及／或〕

你過去是什麼樣的員工呢？

你的工作得花你多少時間／精力呢？

對你而言，工作困難嗎？

你覺得從你的工作中得到的最主要的東西是什麼？

為什麼你不再工作／會停掉這份／這類的工作？

你的疾病／受傷／殘障對你的工作有什麼樣的影響呢？

〔回答否〕你覺得是什麼原因，使得你未曾去工作？

□ 你過去的學生經驗是如何呢？

你覺得你過去是什麼樣的學生呢？

你的學業得花你多少時間／精力呢？

對你而言，學業困難嗎？

你覺得從你的學業中得到的最主要的東西是什麼？

你念到什麼學歷？

你的疾病／受傷／殘障對你的學業有什麼樣的影響呢？

朋友、義工、業餘者、玩家，和其他角色

□ 在你的工作／學業／其他責任之外，有沒有其他任何的事占據你很多的時間精力，而且對你而言是很重要的？

〔或〕

你有沒有常做一些什麼特別的事？

〔或〕

□ 看起來，你在這_____的角色（指出所在的環境或團體）是

_____（指出一些非正式的角色，例如領導者、助人者、開心果等等）。

持家者的角色（如果目前未工作或就學）

□ 你是住在公寓／家裡／宿舍／護理之家／其他？

　　還有誰跟你一起住？

　　你得負責做些什麼來維持你的住家／公寓／房間？

　　　　　　〔或〕

　　你們怎麼分工來維持你的住家／公寓／房間？

宗教／組織團體的參與

□ 你有主動參加任何組織團體，或教會／寺廟的聚會嗎？

　　說來聽聽看。

　　你都做些什麼事呢？

　　是怎麼開始的？

□ 為什麼會去呢？

　　是為了好玩還是很認真的？

日常作息

　　「日常作息」的這部分包括的問題如：個人如何安排及利用時間、對日常生活作息的滿意度，和一個時段內從事的一般職能行為型態。

☐ 描述你一週當中，平常日子都做些什麼？

　　你能否告訴我，有沒有什麼事情正好可以代表你一天生活的模式？

☐ 週末是否有任何的不同？

　　〔回答是〕說說看。

☐ 你滿意這樣的生活作息嗎？

　　〔回答是〕你喜歡它的什麼地方？

　　〔回答否〕你不喜歡它的什麼地方？

☐ 如果你有一天過得很順利或是非常不順，通常那樣的一天是什麼樣子？

☐ 你覺得什麼是你的生活作息中最重要的事？

　　你的作息可以允許你去完成這最重要的事嗎？

　　〔回答否〕是什麼重要的事，你沒辦法去做？

☐ 你有過不同的生活作息嗎？

　　〔或提出之前某個特別時期〕

　　在_____時，你的生活有什麼不同？

　　你如何比較這不同的作息情形？

　　哪一個比較好？

　　在過去，你有沒有什麼嗜好或計畫是日常作息的一部分？

☐ 關於你的日常作息部分，有什麼重要的事最好是保持不變的？

☐ 關於你的日常作息部分，有什麼事是你很想改變的？

☐ 在目前，你有沒有什麼持續的嗜好或計畫是你日常作息的一部分？

　　告訴我有關_____的事。

　　　　你多久做一次？

　　　　起初是如何開始的？

　　　　你喜歡它哪一點呢？

　　　　從它變成你日常作息的一部分，有多久了？

　□在過去，你有沒有什麼持續的嗜好或計畫是你日常作息的一部分？

職能行為環境

「職能行為環境」這部分包括一些針對個人所處職業環境（也包含人群）的問題，還有環境對職能行為所造成的影響。

家庭

□ 告訴我你住在哪裡？

〔或〕

我知道你住在_____。

〔或〕

〔簡介一下／告訴我關於〕你的家／公寓／房間／宿舍，大概是像什麼樣子？

你的家／公寓／房間／宿舍舒服嗎？

你有足夠的隱私嗎？

你可以在家／公寓／房間／宿舍裡四處走動去到任一個地方嗎？

那樣可以嗎？

那裡有你需要的東西，可以讓你做想要做的事嗎？

在那裡會不會無聊呢？

你喜歡周圍的環境嗎？

有沒有什麼刺激的事？

以下的部分是重複角色部分有關照護者角色的問題，如果之前已經做過就不必再重複。

□ 你得負責做些什麼來維持你的家／公寓／房間／宿舍？

你喜歡做這些嗎？

這些事你做得來嗎？

□ 你跟誰一起住？

〔或〕

你生活當中有哪些重要的人？

〔或〕

我知道你和＿＿＿住在一起。

你們處得如何？

你們會一起做些什麼事？

□ 你怎麼形容你所住的地方的概況？

〔例如〕

哪個形容詞可以描述你的家庭／住的情形：是關愛的、打鬧的、有壓力的、平靜的、亂七八糟的、忙碌的，或是無趣的？

〔或〕

告訴我家裡最近發生的一些事，可以讓我知道你住的地方大概是什麼情形。

□ 在家／你的家人裡有任何人讓你的生活很不好受，或給你壓力嗎？

□ 如果你有事需要幫忙時，你能期望你的家人／另一半／室友等等會助你一臂之力嗎？

可以舉個例子告訴我嗎？

□ 如果你覺得沮喪或不高興時，你能期望你的家人／另一半／室友等等會支持你嗎？

可以舉個例子告訴我嗎？

主要的生產者角色

□ 告訴我你工作／上學的地方的情形。

〔或〕

□ 〔簡介一下／告訴我關於〕你的工作環境／學校，大概是像什麼樣子？

那裡可以讓你好好地念書／工作嗎？

你有足夠的隱私嗎？

在那裡你可以去到任何地方嗎？

你在那裡主要都做些什麼事？

那樣可以嗎？

那裡有你需要的東西，可以讓你做想要做的事嗎？

在那裡會不會無聊呢？

在那裡是否曾讓你感到有壓力呢？

你喜歡工作周圍的環境嗎？

☐你怎麼形容你工作／上學的地方的概況？

〔例如〕

哪個形容詞可以描述你的工作／上學的情境：是關愛的、打鬧的、有壓力的、平靜的、亂七八糟的、忙碌的，或是無趣的？

〔或〕

告訴我公司／學校最近發生的一些事，可以讓我知道你工作／上學的地方大概是什麼情形。

☐通常跟你〔在工作上／學業上〕較有互動的是哪些人？

☐你跟你的同事／工作夥伴／老闆／同學／老師相處得如何？

☐在工作上／學業上有任何人讓你工作得／上學時很不好受，或給你壓力嗎？

☐如果你有事需要幫忙時，你能期望你的同事／工作夥伴／老闆／同學／老師等等會助你一臂之力嗎？

可以舉個例子告訴我嗎？

☐如果你覺得沮喪或不高興時，你能期望你的同事／工作夥伴／老闆／同學／老師等等會給你建議或支持嗎？

可以舉個例子告訴我嗎？

休閒

☐你都做些什麼事來娛樂或放鬆自己？

去哪裡做這些呢？

那是個不錯的地方嗎？

你喜歡那裡的設備／氣氛嗎？

那兒適合你嗎？

你有讓你娛樂或放鬆的地方可去嗎？

□ 你通常都和誰一起去娛樂／消遣？

　你跟他們處得如何？

□ 告訴我一些你們最近做的事，讓我了解你們在一起娛樂休閒大概
　是什麼樣的感覺氣氛？

活動／職業的選擇

　　「活動／職業的選擇」這一部分包括了解個人如何做出和職能行為有關的抉擇，以及在個人抉擇背後的價值觀、興趣、個人因果觀。

☐ 你怎麼會〔做這份工作／選擇這份工作或學業／得負責照顧你的父母〕？

☐ 你可以去做你認為重要的事情嗎？

　〔回答是〕哪些事是你認為非常重要的？

　〔回答否〕可不可以告訴我是哪些事你沒能去做，為什麼？

　　　　　　〔或〕

　　　　　哪些事你不能做？

　　　　　可以舉個例子嗎？

　　　　　可不可以告訴我最近一次，你不能去做對你來說很重要的_____事，是怎樣的情形？

☐ 你曾經在人生中做過一些重要的選擇嗎？

☐ 有沒有什麼事是常常阻礙著你想要的？

☐ 你認為你有足夠的時間做你喜歡做的事嗎？

　〔回答是〕你有空閒時間嗎？

　　　　　如果你有一些空閒時間，你都做些什麼？

　　　　　你都做些什麼好玩的？

　　　　　你可不可以告訴我最近一次玩得很痛快是什麼時候？

　〔回答否〕為什麼覺得沒有時間呢？

　　　　　可不可以舉個例子，說說有哪一次你覺得你沒有足夠的時間做喜歡做的事？

　〔無法回答〕為什麼不再覺得生活有趣了呢？

☐ 你是否曾經〔為自己訂下目標／為將來做過計畫〕？

　〔回答是〕你可以達成嗎？

〔回答是〕可不可以舉一次情形為例告訴我，你是怎樣設定目標、又如何達成它？

〔回答否〕可以告訴我有哪一次是你設定了目標，結果卻無法達成？

〔回答否〕難道你從來不曾盼望過什麼事，或很想要完成些什麼嗎？

〔或〕

所以你通常都怎麼下決定來完成事情的？

□當你遇到了阻礙或困難時，你都怎麼處理呢？

可以舉個例子嗎？

□你覺得目前遭遇的最大挑戰是什麼呢？

〔或指出一件已知的情境、受傷等等〕

□你覺得你會怎樣來調適／處理_____？

你可以舉例來說明你已經做的一些決定嗎？

重大生活事件

　　「重大生活事件」這部分包括一些關於個人生活的轉捩點、黃金時期、慘澹時期、成功，以及失敗等等的問題。

□有什麼最主要的事件或經驗造成或改變了你的生活？

　　〔或，如果這改變是明顯可知的〕

　對你來說，事情是從什麼時候開始改變的？

　　〔或，如果已知特定的事件〕

　自從_____之後，事情是怎麼改變的？

　　〔問每件發生的事〕

□告訴我有關於_____。

　發生了什麼事？

　這造成了什麼改變？

□如果去思考你的生活，你覺得什麼時候是你做得最好的時候？

　告訴我這段時期的事。

　是什麼原因讓它這麼美好？

　　　　〔或〕

　為什麼呢？是你做了什麼還是局勢使然，使它變成是你的最佳時期？

□你覺得你生活中最大的成就是什麼？

　　　　〔或〕

　告訴我你在學校或工作上（或其他職能角色上）發生過的一些你覺得很成功的事。

□你覺得生活中最慘的時候是什麼時候？

　告訴我這個時候的事。

　為什麼會這麼差呢？

　　　　〔或〕

　為什麼呢？是你做了什麼還是局勢使然，使它變成是你的最差時

期？

□你覺得你生活中最大的失敗是什麼？

〔或〕

告訴我你在學校或工作上（或其他職能角色上）發生過的一些你覺得很失敗的事。

□如果你可以使你的未來美夢成真，成為你所想要的情形，你會怎麼做？

你覺得你將來會做什麼？

〔或〕

你看得到自己的未來是什麼嗎？

是你想要的嗎？

會談流程

　　五個主題範圍內容的進行，並不需要遵照任何順序，事實上，順序應由個案當時的情形決定。舉例來說，如果治療師覺得個案情感很脆弱，最好就從日常作息部分開始，因為這部分比起其他部分較不具私人性。另一方面，若治療師感覺需要了解近期傷痛或受傷的事，由重大生活事件開始詢問個案受傷的事可能較好。若是治療師是在初次個案家訪時進行會談，也許會由職能行為環境部分的問題開始來了解會談的內容。會談從何開始，應該是基於對個案及其環境粗略的了解，以治療師的判斷為主來決定。

　　我們依序提供了每個主題範圍內可問的問題，希望使會談能自然地展開。但這並不是會談應該遵從的順序，例如，會談者也許會問那些我們建議的問題，而個案在回答時，卻連同以下兩三個原本要問的問題也回答了，自然，已回答的部分就毋須再問。或是個案在回答原問題時答得不清楚，則需要治療師重複再問或額外追問，以探知較完整的答案。又有可能是個案的回答引發了某個主題，照順序是稍後即將問到的問題，這樣的話，治療師為使談話自然，應該接續個案談論的話題，稍後再回到方才略過的地方繼續。由這些例子我們可知，治療師需熟悉會談所應涵蓋的內容，而非某些特定問題，才能在會談進行時悠游於各主題間，應付自如。治療師對會談內容愈熟悉，則愈不需要依靠我們建議列出的問題，而會談也會進行得更自然而有效。

　　每個會談所走的路徑都不一樣，即使一個治療師每次都由同個起點開始會談，也會因為不同的人用不同的方式回答，而帶著會談走向不同的方向，會談的程序也因此不同。應該要重視這一點，而不要嘗試去控制會談的方式。

分部進行會談

儘管 OPHI-II 原本為不超過一小時的單一會談，治療師因一些原因可能希望分幾部分進行。比如個案精力有限的情況下，小型的會談也許較適合，或由於個案的情形，只能容許多次而簡短的談話。

當決定將會談分幾次進行時，建議治療師使用一些非正式的記錄方式，這樣才不會在完成計分與敘事錄前，因為記不起一些重要的資訊而「遺漏」了什麼資料。

會談中常需要重述問題或追問問題來探查資料，問問題時應該是：

- 自然的，而且不會導引到特定的反應。
- 回應會談中個案的參與方式，以及其所給的資料。

如果個案不了解問題，可以換個方式繼續問，或舉例說明你問的問題是什麼意思。對有些人而言，得常常重述問題或舉很多例子，那是由於他不了解問題，這是可以的。但如果開始覺得，個案實際上並不能理解或思考我們所問的事情，那麼也許 OPHI-II 並不是適合他的評估方式，治療師得自己做出這樣的判斷。

會有一些個案適合做 OPHI-II 的評估，但是一直需要許多澄清或舉例，又或有一些人始終只給很簡短的回答，而且非常不善於言辭表達，這時你需要額外去問一些問題，以得到想要的資料。

舉個例子，有個個案提到一段難過的經驗（比如老師或老闆在給考評時，說他的表現很差），但說的很少，如果要得到更多這方面的資料，你可以問下面這些問題：

- 你認為為什麼老闆／老師會覺得你表現不好？
- 你同意老闆／老師對你的評價嗎？
- 在考評後你的感覺如何？
- 你怎麼處理這件考評的事？
- 你過去是否由同樣這個老闆／老師那得到其他不一樣的評價？

應避免引發受訪者特定答案的問題，比如接下來的這些問題宜

避免提出：

- 我猜你一定對這件事很生氣，對吧？
- 你會不會覺得老闆／老師給你這樣的評語是很不公平的？

　　這樣的問題會預期特定的回答方式，可能會引導個案以本來可能不會用的特定方式回答。但是，若你覺得他可能試圖傳達什麼，可以要求澄清或求證。例如，可以合理地提出以下這類問題：

- 看起來，你對得到這樣的評價感覺很難過，是嗎？
- 從你說的聽起來，似乎你覺得這樣的考評不太公平，是嗎？

　　這種問題可使你判定，是否你自己對於個案的感覺和反應的看法是正確的。只要是說出來，告訴個案你所感受的，並且去確定這感受是否是對的，這樣的問題不但很適合問，而且還可以幫助你實際去了解個案。

　　最後要說的是，治療師不能幫助，但可以影響個案在會談中的陳述內容。Beer（1997）指出，會談事實上是兩個人的互動，在這之中，會談者對個案的陳述有很大的影響。或多或少，你想要去影響個案的陳述，例如，你希望個案談及他的職業生活，而不是身體症狀的細節、晚上做的夢，或對性的感覺。有的人，可能是醫生或心理分析師，可能會想深入探索這些話題；但是，職能治療師會希望引導個案去談論他有關工作的事，除非治療師將談話引導到這方向，否則一般很難出現這方面的內容。所以，治療師會影響使個案的談話偏向某一個方向，但也是為了要得到職能史必須做的。

　　還有一些你個人的因素，也可能在會談中影響個案的反應（例如你的年紀、性別、種族），這些是你不能改變的，但可以在會談中做些事，來避免掉偏頗的或沒有用的資訊，並增加得到有用訊息的機會。例如：

- 表明清楚你對個案的興趣完全是專業上的目的，也就是說，你需要這些資料並不是為了個人的好奇，而是因為你要了解他，以期更能幫助他。
- 可以藉由了解他的感覺和企圖澄清他所說的話，表現出你真

的在乎這個人（試圖澄清一些訊息，表示你希望得到個案較清楚的概況）。

- 向個案保證資料是絕對保密的，而且資料是以個案利益為出發點來使用的。

- 表明你確實需要這份資料，而且這資料會影響你對幫助這個個案的效能。

如果在會談中你做過這樣的傳達，通常你可以成功地由個案那裡得到真實的資料。你是什麼樣的人，和你如何進行這個會談，都會影響你在會談中可得知的訊息。因此，不可避免地，每個治療師都有他自己的方式來進行 OPHI-II 會談，而且每個個案都會對會談的反應有些微的差距。最主要的是，了解你是與個案合作，盡其所能地描繪出一幅關於他職能史的草圖。也許你所完成的這幅圖，與其他治療師的並不完全相同，但仍舊引發出了個案的職能生活內涵，這才是最重要的。

進行會談時的資料記錄

一份歷史性的會談會產生很多資料，治療師得在做評分時和寫下生活史敘事時回憶這些資料。有的治療師發現，他們不必在會談當中做筆記，即可在之後記起這些會談而來的資料，而有的人則發現在會談進行時做些記錄是必要的。

建議治療師如果真要做記錄的話，可以用簡短的記錄、用些關鍵字語等，以便在評分和記錄時喚起記憶。當場詳盡的記錄可能使會談變得不流暢，而且不必要的拖長時間。在會談中記錄一些值得注意的重點，可以使個案感到你對他所談的內容看得很認真，但重要的是，不要因為做筆記而使個案分心。因此，比較好的方式是去注意何時應保持你的眼神接觸、聆聽個案，而何時才是比較好的時機，可以趕快記下一些重點。一個不變的通則是，當個案透露一些很情緒化的訊息時（比如，說到一半不說了），這時絕對不要做你的記錄。

　　如果會談中，需要停頓一下以寫些東西，比較好的方式是讓個案知道你寫下來的，你可以做如下的表示：「我想確定一下我是真的了解你的情形（或我知道的是對的）」，然後轉述或歸納你所寫下的內容。

　　你可以影印或直接用會談表格，以及附錄所附的其他記錄表，這些其他表格和三份量表有額外的空間，供你記錄會談所涵蓋的五大內容範圍。你也可以用其他紙張或筆記本做同樣的事。

　　有些人較喜歡在會談結束時快速地做些筆記，如果不行的話，在會談後填評分表寫敘述記錄，這樣也是不錯的方式。

　　我們不建議你將會談過程錄音或錄影，以作為記錄資料的方式。這有好幾個原因：第一，個案可能會被錄音或錄影嚇到；第二，這表示治療師得花許多額外的時間來聽錄下的內容，多花的時間通常並不值得。不建議錄音或錄影的一個例外是──當你是第一次學習做會談，在此情況下的錄音（影）可使個人重聽會談的過程，並分析個人的會談技巧。

參考文獻

Beer, D. (1997). There's a certain slant of light: The experience of discovery in qualitative interviewing. *The Occupational Therapy Journal of Research, 17(2),* 110-129.

Helfrich, C., & Kielhofner, G. (1994). Volition narratives and the meaning of therapy. *American Journal of Occupational Therapy, 48,* 319-326.

Kielhofner, G., & Mallinson, T. (1995). Gathering narrative data through interviews: Empirical observations and suggested guidelines. *Scandinavian Journal of Occupational Therapy, 2,* 63-68.

Mallinson, T., Kielhofner, G., & Mattingly, C. (1996). Metaphor and meaning in a clinical interview. *American Journal of Occupational Therapy, 50,* 338-346.

Mattingly, C. (1991). The narrative nature of clinical reasoning. *American Journal of Occupational Therapy, 45,* 998-1005.

Rosenthal, G. (1993). Reconstruction of life stories: Principles of selection in generating stories for narrative biographical interviews. In R. Josselson and A. Lieblich (Eds.), *The narrative study of lives.* Newbury Park: Sage.

第五章

三個次評量表的評分項目

如前所述，OPHI-II 包含三個互相獨立又相關的評量表：職能認同（Occupational Identity）、職能能力（Occupational Competence）和職能行為環境（Occupational Behavior Settings）。本章將會仔細介紹這些評量表，並討論其計分方法。首先，我們介紹在三個評量表中使用的四分等級評分系統（4-point rating system），然後再分別討論各評量表。

評分是一種專業判斷，根據的是良好的會談所得到的資料。OPHI-II 使用四等級的計分方式。治療師使用從會談得到的資料，對被評分的項目做一判斷，以決定分數。要做這樣的判斷，治療師必須清楚地了解被評分的項目、計分系統，以及在會談中蒐集的資料。

四分等級評分系統

4 ＝職能功能表現極為良好
3 ＝職能功能表現良好、適當、令人滿意
2 ＝職能功能表現有些失常
1 ＝職能功能表現極度失常

針對每一評分項目，治療師必須給予 1、2、3 或 4 分以代表個案職能功能的程度。分數等級的**意義**對所有評量中每一項目而言是一樣的。意即，評分為 1 分表示職能功能極度失常。評分為 2 分表示個案經歷一些困難，妨礙了其職能功能；且個案在應付其文化及外在環境的要求上有困難。評分為 3 分表示個案有適當、令人滿意的職能功能；其在該項目的職能功能上，具有讓其文化及外在環境接受的表現。評分 4 分表示個案的該項職能功能表現極為良好。治療師必須謹記在心的是，1 分和 4 分代表了職能功能的兩個極端表現。所以，很少人會在每個項目上被評為 4 分，即使是功能正常的人亦然。一般而言，日常生活中一般功能適當的人在大部分項目上會得到 3 分，可能會有少數幾項是 4 分，有一、兩項 2 分；反之，一個有一些職能功能失常的人也不會在所有項目上都得到 1 分。**評分時，治療師一定要牢牢記住這點。**請記住，OPHI-II 的適用範圍是要廣被大多數各種職能功能程度的人（**不只是治療中遇到的病患**）。這個範圍裡包括了最慢性化的紊亂病人、失去代償功能的人，到最有組織且功能最健全的人。因此，在此範圍中屬於兩個極端的人應該很少。

🌳 評分標準敘述

1、2、3、4 的分數等級，在每個項目的意義皆相同。評定分數需要複雜的臨床判斷，且可能因項目而有不同的考量。為簡化此過程，評分標準列在治療師要評分的項目旁邊。治療師**不應**在選擇評分標準上花費過長時間，**重要的是如何決定該項為 1、2、3 或 4 分**。評分的標準是為了**輔助**做決定的過程。在一般的職能治療評估中，計分標準是印在評估手冊中，而非計分表上。這使得治療師要常常回去翻閱手冊，尋找每個項目之分數等級所代表的意義。為**簡化計分過程，我們直接將計分標準的敘述印在計分表上，而非手冊中。

治療師要分清楚評分等級和評分標準敘述。評分標準的敘述只是要提供治療師辨識每個項目之四個分數等級的典型表現。例如,在職能認同量表的「評價能力和限制」一項中,2 分代表有一些職能缺失的表現,可能像是因為高估或低估自己的能力,而選擇不切實際的職業,或者是,不知如何彌補自己的缺點。此外,在職能認同量表的「覺得有影響力」一項上,2 分代表有一些職能缺失,可能表現如覺得自己能力不足以承擔責任,或是,遭遇挑戰時變得沮喪氣餒。在上述兩個項目中,2 分**意指**此人的表現有一些職能功能缺失。治療師可依據評分標準敘述裡列舉的描述,確認出某個評分項目的職能缺失。

評分的最後結果必須反應出分數真正的**意義**,以及四個評分等級之中,哪一個最符合會談中個案的情況。OPHI-II 提供臨床工作者敘述性的評分標準,使得評分程序**更為簡單**。

先勾選適當的評分標準敘述,以作為確定最適當之評分的指標。評分時,治療師先看評分標準一欄,描述個案狀況一系列可能的陳述即羅列於此。在描述個案狀況的敘述旁有方格可供畫記,切勿在無法描述個案狀況之陳述的格內做任何記號。同一項目可選擇一個以上的敘述。事實上,通常期盼同一項目能有二至三個符合個案情形的陳述被標記出來。

一旦挑出最適合的評分敘述,治療師可再查看四個計分,以決定是哪一個等級。這些評分敘述提供了個案分數的視覺類比。在以下的例子中,有兩個評分敘述被挑出,其中兩個在 2 分等級旁邊,這些被畫記的陳述聚集在 2 分附近,治療師察看過後,最後會選擇評定 2 分。

項目	評分	評分標準
擁有個人目標和計畫	4	☐目標或個人計畫能挑戰、延伸或要求個人去努力 ☐對目標或個人計畫覺得躍躍欲試、興奮
	3	☐目標或個人計畫符合個人能力和限制 ☐有足以克服未來疑慮或挑戰的慾望 ☐有動機去實踐目標或個人計畫
	②	☐目標和期望中的計畫低估或高估了自身能力 ☐對實踐目標或個人計畫不是很有動機 ☒思考目標、個人計畫和未來有困難 ☒承諾、興致和動機不足
	1	☐不能確認目標或個人計畫 ☐個人目標和想做的事以其能力是無法達成的 ☐目標與自身能力與限制較少或幾乎無關 ☒對未來缺乏承諾或動機 ☐因為目標或計畫相衝突、過多而無動機

　　挑出的評分標準不只一組時之評分方法。先確認出最能描述個案的敘述。看過所有陳述後，治療師可挑出最適合個案的描述。下例中，個案的個人目標幾乎沒有考量到其能力／缺陷，因此，治療師在 1 分旁邊的這個評分標準敘述做畫記。因為治療師已經認定個案的目標**未建立**在和其能力與缺失的考量上，故治療師不會去選擇「目標和期望中的計畫低估或高估了自身能力」這個敘述。**最能**描述個案目標與能力間關係的敘述是在 1 分旁邊的那一區。此外，治療師認定個案在嚴重的疾病之下無法達到其個人目標，而在 1 分邊的另一個敘述畫記。然而，對個案而言，**最能**描繪她對人生的熱忱的評分標準敘述，是在 2 分旁邊的「承諾、興致和動機不足」。

　　當選出適當的評分標準敘述後，治療師可以找出其左側對應的分數。這些評分標準敘述提供了個案分數的視覺類比。這些能夠描繪個案的陳述聚集在 1 分旁。治療師判斷個案在**此項目**有嚴重的功

能障礙、**最適當的**等級是 1 分。因此，在這些評分標準敘述畫記完
畢後，治療師評定個案為 1 分。

項目	評分	評分標準
擁有個人目標和計畫	4	☐ 目標或個人計畫能挑戰、延伸或要求個人去努力 ☐ 對目標或個人計畫覺得躍躍欲試、興奮
	3	☐ 目標或個人計畫符合個人能力和限制 ☐ 有足以克服未來疑慮或挑戰的慾望 ☐ 有動機去實踐目標或個人計畫
	2	☐ 目標和期望中的計畫低估或高估了自身能力 ☐ 對實踐目標或個人計畫不是很有動機 ☐ 思考目標、個人計畫和未來有困難 ☒ 承諾、興致和動機不足
	①	☐ 不能確認目標或個人計畫 ☒ 個人目標和想做的事以其能力是無法達成的 ☒ 目標與自身能力與限制較少或幾乎無關 ☐ 對未來缺乏承諾或動機 ☐ 因為目標或計畫相衝突、過多而無動機

相同地，在下面的例子中，可能 2 分和 3 分邊的陳述都被畫記，
治療師核對了一些代表職能功能適當以及功能障礙的陳述。如果治
療師認為在此項目 3 分確實較能代表個案的功能，則應該記為 3 分。
在此例中，治療師應該再判斷 2 分旁邊所陳述的個案行為，是否真
的妨礙了他的職能功能。大多數的情況下，個案若在該方面的職能
功能有障礙，應該不難看出。然而，若治療師還是無法判定，則應
選擇兩者中較低的分數。在此例中，治療師選擇了 3 分。

項目	評分	評分標準
確認渴望的職能生活型態	4	☐對現有生活型態有高度承諾 ☐對如何生活有強烈的感受 ☐對未來的生活型態有強烈偏好 ☐能確認出一個或多個很有意義的職能活動 ☐對時間安排的先後順序有清楚的概念
	③	☐能確認想要的未來生活型態，但仍有一些懷疑和不滿足 ☐對時間安排的先後順序有適當的概念 ☒能確認出一個或多個尚屬重要、有意義的職能 ☐基本上對現有職能生活型態感到快樂
	2	☐對確認出渴望的未來職能生活型態有困難 ☒主要的不安和不滿來自現有職能生活型態 ☐對時間安排的先後順序有困難 ☐對確認有意義的職能感到困難，喪失熱忱
	1	☐對現有生活型態和例行生活感覺極端不快樂 ☐不能確認有意義的未來生活型態 ☐不能找出欣喜和充實的職能活動 ☐不能想像如何規劃安排時間

並非所有的畫記都會集中在某一個分數。以下的例子中，2、3和4分的陳述都被記錄了。

項目	評分	評分標準
確認渴望的職能生活型態	4	□對現有生活型態有高度承諾 ☒對如何生活有強烈的感受 □對未來的生活型態有強烈偏好 □能確認出一個或多個很有意義的職能活動 □對時間安排的先後順序有清楚的概念
	③	□能確認想要的未來生活型態，但仍有一些懷疑和不滿足 □對時間安排的先後順序有適當的概念 ☒能確認出一個或多個尚屬重要、有意義的職能 □基本上對現有職能生活型態感到快樂
	2	□對確認出渴望的未來職能生活型態有困難 □主要的不安和不滿來自現有職能生活型態 ☒對時間安排的先後順序有困難 □對確認有意義的職能感到困難，喪失熱忱
	1	□對現有生活型態和例行生活感覺極端不快樂 □不能確認有意義的未來生活型態 □不能找出欣喜和充實的職能活動 □不能想像如何規劃安排時間

　　此例中，治療師應回想前面所討論的四個等級的意義。4 分是指非常好的功能表現，3 分指良好的職能功能，2 分指職能功能有些缺失，1 分指功能極差。通常，最後評定的分數會是所畫記的評分標準之**視覺平均**。此例中，被畫記的位置有 2、3 和 4 分，3 分會是最適當的評分。然而，要做一個**專業判斷**，治療師必須在評估該個案的功能時，衡量每一個評分標準敘述的重要程度。

　　若無法確定選擇哪一個等級時，選擇兩者間較低的一個。並非所有的畫記都會集中於某一評分等級，當被選擇的評分標準敘述無法用以清楚區別、斷定分數時，**應選出評分較低的分數**。如下例，如果治療師覺得無法決定 2 分或 1 分，應該選擇 1 分。

項目	評分	評分標準
確認渴望的職能生活型態	4	☐對現有生活型態有高度承諾 ☐對如何生活有強烈的感受 ☐對未來的生活型態有強烈偏好 ☐能確認出一個或多個很有意義的職能活動 ☐對時間安排的先後順序有清楚的概念
	3	☐能確認想要的未來生活型態，但仍有一些懷疑和不滿足 ☐對時間安排的先後順序有適當的概念 ☐能確認出一個或多個尚屬重要、有意義的職能 ☐基本上對現有職能生活型態感到快樂
	2	☐對確認出渴望的未來職能生活型態有困難 ☐主要的不安和不滿來自現有職能生活型態 ☒對時間安排的先後順序有困難 ☐對確認有意義的職能感到困難，喪失熱忱
	①	☒對現有生活型態和例行生活感覺極端不快樂 ☐不能確認有意義的未來生活型態 ☐不能找出欣喜和充實的職能活動 ☐不能想像如何規劃安排時間

當無法找到適合個案的評分敘述時，應在最後選擇的等級之備註欄內做說明。評分標準敘述是用來盡可能捕捉較常見的職能治療個案的功能和失能狀況，如果沒有一個陳述足以描述受訪個案的狀況，治療師不應該在任何方格內畫記，而是要決定一適當的評分，並在備註欄中說明理由。此種狀況下，應再度參考四個等級的一般意義來協助評分的過程。

項目	評分	評分標準	備註
確認渴望的職能生活型態	4	☐ 對現有生活型態有高度承諾 ☐ 對如何生活有強烈的感受 ☐ 對未來的生活型態有強烈偏好 ☐ 能確認出一個或多個很有意義的職能活動 ☐ 對時間安排的先後順序有清楚的概念	
	3	☐ 能確認想要的未來生活型態，但仍有一些懷疑和不滿足 ☐ 對時間安排的先後順序有適當的概念 ☐ 能確認出一個或多個尚屬重要、有意義的職能 ☐ 基本上對現有職能生活型態感到快樂	
	②	☐ 對確認出渴望的未來職能生活型態有困難 ☐ 主要的不安和不滿來自現有職能生活型態 ☐ 對時間安排的先後順序有困難 ☐ 對確認有意義的職能感到困難，喪失熱忱	對生活感到滿意，但是時間利用有點怪怪的
	1	☐ 對現有生活型態和例行生活感覺極端不快樂 ☐ 不能確認有意義的未來生活型態 ☐ 不能找出欣喜和充實的職能活動 ☐ 不能想像如何規劃安排時間	

　　在以下的例子，個案選擇了犯罪的生活型態，並對此感到滿意。此種狀況下，治療師無法使用評分標準敘述來作為評分的參考。此時，治療師遵照評分等級的一般意義，和兩個評分中永遠選較低等的規則來計分。

項目	評分	評分標準	備註
確認渴望的職能生活型態	4	☐ 對現有生活型態有高度承諾 ☐ 對如何生活有強烈的感受 ☐ 對未來的生活型態有強烈偏好 ☐ 能確認出一個或多個很有意義的職能活動 ☐ 對時間安排的先後順序有清楚的概念	
	3	☐ 能確認想要的未來生活型態，但仍有一些懷疑和不滿足 ☐ 對時間安排的先後順序有適當的概念 ☐ 能確認出一個或多個尚屬重要、有意義的職能 ☐ 基本上對現有職能生活型態感到快樂	
	2	☐ 對確認出渴望的未來職能生活型態有困難 ☐ 主要的不安和不滿來自現有職能生活型態 ☐ 對時間安排的先後順序有困難 ☐ 對確認有意義的職能感到困難，喪失熱忱	
	①	☐ 對現有生活型態和例行生活感覺極端不快樂 ☐ 不能確認有意義的未來生活型態 ☐ 不能找出欣喜和充實的職能活動 ☐ 不能想像如何規劃安排時間	個案投入違法的活動

最後，如果治療師選了不只一個評分標準敘述，但覺得個案有其他的特點對計分有重要影響，而未見列在手冊上，治療師應將它寫在表格右側的備註欄中。

參與 OPHI-II 的效度研究的治療師應注意事項。治療師應寫下任何對評分有影響的其他行為陳述，提供如何以及為什麼決定這個評分的資料。溝通關於個案的敘述性資料是重要的，且對於評分系統的未來發展亦有助益。如果發現其他有助評分的行為陳述時常出現在許多受測結果中，這些或許可以加進新的版本中，作為新的評分標準敘述。

對使用評分標準敘述的最後建議。當治療師對評量項目愈熟悉，選擇評分標準敘述時會更有效率。各項目和評分等級是由難到易排列，評分敘述只是協助治療師在評分過程中聚焦。

你可能會注意到每個項目的評分敘述的數量各有不同，例如，在「確認渴望的職能生活型態」一項，4 分等級有五個標準敘述，3 分等級有四個，2 分等級有四個，1 分等級有四個。請記住，評分敘述僅是每個項目之特定評分等級的一些典型範例，是這個評估工具發展過程中，參與的發展者和一些臨床專家共同制訂的，並沒有特別要讓評分敘述的數量一致。目的是要標示哪些評分敘述是當初治療師評分過程中較常用的。治療師必須了解，評分的決定並非在於某個分數後被畫記了幾個評分敘述，而是在於它對職能功能的影響。

引導評量的重要原則

- 評分是一種專業判斷，以良好的會談得知的資訊作為依據。
- 評分敘述的作用是要作為選擇評分時一個方便的參考。
- 挑選最能符合個案功能程度描述的評分標準敘述。
- 治療師並不需要花太多時間挑選適當的評分標準敘述。
- 專心於決定 1、2、3、4 的評分等級，利用評分敘述來協助此過程。
- 當缺少描述個案特質的評分敘述（或個案的重要特質未列於評分標準敘述內時），治療師應該在備註欄做一描述說明。

參酌個案所屬的文化情境來評量。評分時的最後一個重要問題是，必須考量個案文化情境中，什麼是有功能性的。OPHI-II 在設計時，曾盡可能地使會談與評分過程免於受文化因素的影響，OPHI-II 的形式，要求使用者能夠以個案所屬的文化及相關情境來判斷，如何才是具有適應性的。在考量其文化、環境時，治療師應該記

住，功能和失能反映在兩個因素上：(1)是否能維持和增進個人的安
適狀態；(2)是否滿足或符合個人所處的職能行為環境中的合理期待
或規範。

　　與文化環境的敏感度有關的最重要議題，是治療師宜避免在評
分時強加進個人的文化觀點。例如，西方文化通常強調個人對環境
的駕馭、成就、保持忙碌和獨立自主等，諸如此類的價值；東方文
化則較重視個人與環境和諧度、與家庭社區的整合、內省以及相互
依賴。一個有過殘疾的西方老人會傾向努力維持活動量和獨立，而
且他的家人也會有相同的期待。而在東方文化情境下的老人，如果
家人沒能調適處理他的失能，則會覺得沒面子，他也較不會想要努
力提高功能獨立和身體活動力；相對地，家人也會認為照顧失能的
老人是攸關名譽的責任，因而大大降低老人對抗其功能限制的需
要。這代表了兩個與文化有關且不同的方式，在維持令人滿意的職
能生活時，是如何面對失能的調適。

　　在上述例子中，治療師必須相當清楚自己的文化背景，以避免
將來自其他文化觀的標準加諸個案身上。對文化差異的敏感度不是
從治療師評分時才開始注意，而是從會談進行的方式就開始了。治
療師應從會談中，得知影響個案生活觀念的文化觀點。

決定評量計分的給分原則

- 永遠記得評量等級的意義，使用時遵照此意義（4 分，職能
  功能表現極為良好；3 分，職能功能表現良好、適當、令人
  滿意；2 分，職能功能表現有些失常；1 分，職能功能表現極
  度失常）。
- 標準敘述可以提供視覺類比（visual analogue）的訊息，以利
  適當等級的選擇，但是，治療師還是需要再做判斷，以做最
  好的決定。
- 當有兩個等級無法決定時，選擇較低的那個。
- 當個案的生活型態或職能行為不適用任一標準敘述時，用 4

分評分等級來直接評量，並在備註欄上做說明。

- 在評量時切勿加入其他的文化價值，需根據個案所處環境的觀點。

🌳 三個評量表

　　我們已經討論過如何評分，接下來將介紹三個評量表。職能認同量表、職能能力量表和職能行為環境量表，是要測定三個關於個案職能功能的獨立變項或結構概念。以下會先瀏覽每個評量表，詳細資料將分節敘述。畢竟，熟悉評量項目和計分標準描述對一個好的會談很重要。因為會談是蒐集評量資訊的方法，知道評量時應該考慮什麼，會讓治療師更熟知如何蒐集適當資訊，對量表內容熟悉，亦能更有效率地完成評分。當治療師熟知如何將蒐集來的資料反映、運用在量表上，或每個項目有哪些評分敘述，他們便能更簡易地去做評量。

　　三個量表的項目包含了人類職能模式中的一些專有名詞，例如，個人計畫（personal project）、職能形式（occupational form）、職能選擇（occupational choice）。量表設定了這些名詞的意義，治療師應該確定自己了解它們，若有需要，應參考本手冊提及的人類職能治療理論以及原著的內容：*A Model of Human Occupation: Theory and Application*（Kielhofner, 1995）。

　　值得注意的是，OPHI-II 不需要依賴手冊中每個項目的評分敘述的延伸解釋，在量表中直接列出用來評分的標準的敘述，目的是要指出在決定該項分數時要注意的事項。整體來看各個項目，這些評分標準應該可使人了解該項目指的是什麼意義。舉例說明，職能能力量表中的「維持滿意的生活型態」一項，評分標準的敘述說明了在評該項分數時，應該考慮的問題有：

- 在職能角色扮演和個人計畫上的參與及經驗

- 生活型態與價值／目標間的同步性
- 角色和個人計畫的配合程度，以及使用時間的狀況
- 從生活型態中找尋意義的能力

項目	評分	評分標準
維持令自己滿意的生活型態	4	□參與在滿意的角色／個人計畫／習慣，且於個人認同或經驗上有許多獲益 □生活型態直接與重要價值和目標相關 □以多樣的角色和個人計畫充實生活 □生活型態表現出強烈的人生方向和意義
	3	□參與能提供認同和滿足的角色／個人計畫 □生活型態透露出一些重要的個人價值和目標 □生活中的角色／個人計畫基本上達到平衡而充實生活 □生活型態大致上表現出人生方向和意義
	2	□難以維持和完成一些角色／個人計畫／活動 □難以用適當的角色／個人計畫／活動充實生活 □充滿壓力的生活型態，有太多要求和優先要做的事 □生活型態缺乏清楚的人生方向和意義 □在角色／個人計畫／責任上，彼此有衝突或不一致的狀況
	1	□被與角色／個人計畫有關的責任壓垮 □在角色／個人計畫上一直失敗 □缺少角色／個人計畫／責任來充實生活 □生活型態沒有人生的方向和意義

　　整體來看這個表，這些評分標準界定了在評定該項目時應該考慮的所有資訊，因為這些標準直接列在表中，所以治療師不需要重複由手冊去查閱其意義。

　　整體而言，在這三份量表中的項目都界定了各自的範疇或構念。各個量表及其項目逐一討論如下。

職能認同量表

　　職能認同是指一個人作為職能存在體的感受，包括意志面的自我認識、個人特性、習慣及自我覺察。自我覺察包括：(1)對正式角色的認同感，例如工作者、父母或某團體內的一員；以及(2)對非正式角色的認同，例如領導者、照顧同儕或照顧者。對一些沒有正式角色可以讓他產生認同和投入的人，非正式角色便很重要，它們也反應出與職能認同相關的能量、動機和承諾，還包括一個人正在進行的職能生活的敘述（working narrative）。

　　職能認同量表的十一個項目有：

- 擁有個人目標和計畫
- 確認渴望的職能生活型態
- 期待成功
- 承擔責任
- 評價能力和限制
- 具有承諾感和價值觀
- 確認自我認同和職責
- 擁有興趣
- 覺得有影響力（過去的情形）
- 在生活型態中，找到意義和滿足感（過去的情形）
- 做出職能決定（過去的情形）

　　值得注意的是，前八個項目適用於此時的狀況，後三個項目則指個案過去的功能狀況。前八個項目應該根據個案在當時環境中的情況評分。例如，一個因創傷或疾病造成功能失常而在接受復健治療的人，前八項是要看他現在如何面對失能。同樣的，如果一個人最近因為喪偶而心情低落，或高中畢業後精神病發作，前八項是要根據個案在那些事件後的狀況評分。如果個案是一位有適應困難的大學新鮮人或工作新手，這些項目則是指當時的那些狀況。簡言

之，前八項永遠都是指個案當時所面對的情形。通常，這些情境往往是個案來尋求治療的原因。

後三個項目是個案過去有多少優勢條件可資運用的指標。因此，這三個問題本質上要問的是：個案是否曾有一段讓他覺得自己有影響力的時期？他是否曾經歷有意義、值得滿意的生活型態？此人過去是否能夠做職能決定？在評分時，治療師要考量個案過去**平均的**功能程度為何。記住，評量過去功能的重點是要了解可供個案運用的過去經驗，過去正向或負向經驗的內涵（質性資料）和次數（量性資料）都可以視為個人優勢或劣勢的條件。

完整的職能認同量表如下頁。

【職能認同量表】

項目	評分	評分標準	備註
擁有個人目標和計畫	4	□目標或個人計畫能挑戰、延伸或要求個人去努力 □對目標或個人計畫覺得躍躍欲試、興奮	
	3	□目標或個人計畫符合個人能力和限制 □有足以克服未來疑慮或挑戰的慾望 □有動機去實踐目標或個人計畫	
	2	□目標和期望中的計畫低估或高估了自身能力 □對實踐目標或個人計畫不是很有動機 □思考目標、個人計畫和未來有困難 □承諾、興致或動機不足	
	1	□不能確認目標或個人計畫 □個人目標和想做的事以其能力是無法達成的 □目標與自身能力與限制較少或幾乎無關 □對未來缺乏承諾或動機 □因為目標或計畫相衝突、過多而無動機	
確認渴望的職能生活型態	4	□對現有生活型態有高度承諾 □對如何生活有強烈的感受 □對未來的生活型態有強烈偏好 □能確認出一個或多個很有意義的職能活動 □對時間安排的先後順序有清楚的概念	
	3	□能確認想要的未來生活型態，但仍有一些懷疑和不滿足 □對時間安排的先後順序有適當的概念 □能確認出一個或多個尚屬重要、有意義的職能 □基本上對現有職能生活型態感到快樂	

4分＝職能功能表現極為良好；3分＝職能功能表現良好、適當、令人滿意；
2分＝職能功能表現有些失常；1分＝職能功能表現極度失常

（續表）

	2	☐對確認出渴望的未來職能生活型態有困難 ☐主要的不安和不滿來自現有職能生活型態 ☐對時間安排的先後順序有困難 ☐對確認有意義的職能感到困難，喪失熱忱	
	1	☐對現有生活型態和例行生活感覺極端不快樂 ☐不能確認有意義的未來生活型態 ☐不能找出欣喜和充實的職能活動 ☐不能想像如何規劃安排時間	
期待成功	4	☐對克服障礙／限制／失敗非常有信心 ☐期待接受挑戰 ☐對個人的效力有強烈信念 ☐對生活方向有掌控感 ☐情境失控時能接受且不氣餒	
	3	☐對克服障礙／限制／失敗維持適當的信心 ☐面對挑戰時能夠懷抱成功的希望 ☐期待在多方面成功 ☐對個人效力有適當的信念	
	2	☐懷疑自己自我控制／面對障礙／限制／失敗的能力 ☐對成功的期待感到不確定 ☐難以維持克服障礙／限制／失敗的信心 ☐面對挑戰時容易感到沮喪	
	1	☐對自己的表現潛能抱持悲觀態度 ☐覺得無助 ☐覺得無法自我掌控 ☐對影響結果的能力感覺無望 ☐放棄去面對障礙／限制／失敗	

4分＝職能功能表現極為良好；3分＝職能功能表現良好、適當、令人滿意；
2分＝職能功能表現有些失常；1分＝職能功能表現極度失常

（續表）

承擔責任	4	□為個人行動承擔合理的責任 □尋求／運用回饋促使個人進步	
	3	□為大部分個人行為承擔責任 □不會過度自責或批評 □可使用回饋來修正策略	
	2	□傾向逃避個人行為的責任 □失敗時怪罪他人或環境 □過度自我批評 □對外來的回饋傾向去否認／容易被擊倒	
	1	□對失敗不負責任或很少負責 □長期地自我否定 □逃避或無法有效地應用外來回饋 □長期用他人或環境作藉口來逃避責任	
評價能力和限制	4	□在強調自身優點時，同時了解並接受缺點 □知道如何彌補缺陷 □在職能選擇及努力時能實際地評估自己的能力	
	3	□認知自己的一些限制 □在合理的範圍內高估或低估缺陷 □在職能選擇時對自己的能力／缺陷有適當的認知	
	2	□因為高估或低估自我能力而導致不適當的職能選擇 □難以認知／以能力彌補缺陷	
	1	□無法實際地估計自己的能力 □難以認知／以能力彌補缺陷	

4 分＝職能功能表現極為良好；3 分＝職能功能表現良好、適當、令人滿意；
2 分＝職能功能表現有些失常；1 分＝職能功能表現極度失常

（續表）

具有承諾感和價值觀	4	☐強烈地感受到生活之重要因子，並據以影響決定 ☐對人生的目標／方向有強烈的承諾感 ☐生活有明確的個人標準而能正向地看待自己	
	3	☐能指出影響職能決定的一些價值觀 ☐對人生方向和目標有適度的承諾 ☐有個人標準／原則而可適當地看待自己	
	2	☐價值衝突限制了職能選擇 ☐不確定生活的目標和方向 ☐擁有和個人的社會團體／社會不同的價值觀	
	1	☐疏離／缺乏承諾和職能選擇 ☐不能找到值得投注的事，不能感受到生活的方向和目標 ☐不能認同社會團體／社會的價值 ☐擁有偏離社會團體／社會異離的價值觀	
確認自我認同和職責	4	☐了解自己扮演多個角色 ☐從各種角色中獲得強烈的認同感 ☐對角色有強烈的承諾	
	3	☐了解自己扮演一個（或以上）的角色 ☐從角色中得到適當的認同 ☐對角色有承諾	
	2	☐難以認清自己扮演一個（或以上）的角色 ☐勉強地執行對角色的承諾 ☐想維持某些角色，但無法認同這些角色的職責 ☐微弱的角色認同	
	1	☐無法認同任何職能角色 ☐認同偏差的角色 ☐缺乏對角色的承諾	

4 分＝職能功能表現極為良好；3 分＝職能功能表現良好、適當、令人滿意；
2 分＝職能功能表現有些失常；1 分＝職能功能表現極度失常

（續表）

擁有興趣	4	□ 強烈地被一或多個職能活動吸引而做出選擇 □ 興趣能促進能力／機會	
	3	□ 有足夠的興趣引導選擇 □ 被能力／機會相當的職能吸引	
	2	□ 難以確認興趣 □ 對能力相當的職能活動沒什麼興趣 □ 興趣和具備的技巧／機會不太一致	
	1	□ 不能確認興趣 □ 個人興趣與具備的技巧／機會無關	
覺得有影響力（過去的情形）	4	□ 強烈的個人責任感 □ 遭遇挑戰時，期待成功	
	3	□ 被交付責任時覺得能勝任 □ 遭遇挑戰時覺得成功是有希望的	
	2	□ 被交付責任時覺得不太能勝任 □ 遭遇挑戰時覺得氣餒	
	1	□ 缺乏責任感 □ 感到無望	
在生活型態中，找到意義和滿足感（過去的情形）	4	□ 對過去的生活型態感覺極為快樂 □ 在生活中找到高度的滿足／意義 □ 有強烈的職能認同	
	3	□ 對生活角色大致感覺愉快，但希望有些部分能改變 □ 有一些有意義的／滿意的職能經驗	

4分＝職能功能表現極為良好；3分＝職能功能表現良好、適當、令人滿意；
2分＝職能功能表現有些失常；1分＝職能功能表現極度失常

（續表）

	2	☐對生活角色感到有些不愉快 ☐對確認興趣有些困難 ☐對尋找生活的意義／滿足有困難	
	1	☐對生活角色感到極度不愉快 ☐無法確認自己的興趣 ☐無法找到人生的意義	
做出職能決定（過去的情形）	4	☐一直努力投入有意義的生活且被它激勵 ☐對追求自我的人生做了絕佳的職能選擇 ☐過去的職能選擇是可實現的	
	3	☐被有意義的人生適度地激起動機 ☐做了適度的職能選擇，追求自我的人生	
	2	☐難以確定／承諾人生 ☐曾做出妨礙追求人生故事的職能選擇 ☐過去的人生故事導致負面的職能選擇	
	1	☐人生故事不能激發動機（例如，可能是悲傷的或想像自己是個受害者） ☐無法想像自己的人生故事 ☐避免做選擇／做出很差的職能選擇	

4分＝職能功能表現極為良好；3分＝職能功能表現良好、適當、令人滿意；
2分＝職能功能表現有些失常；1分＝職能功能表現極度失常

職能能力量表

　　職能能力是指能夠以滿足自己及符合環境要求的方式，實現自我的職能認同。這包括了維持一種例行的職能模式以實踐角色，獲致滿足，容許興趣的表現和滿足個人的標準。

　　評量中包括下列九個項目：

- 維持滿意的生活型態
- 滿足角色期望
- 朝目標努力
- 符合個人表現標準
- 組織時間以應付責任
- 參與有興趣的活動
- 實踐角色（過去的情形）
- 維持習慣（過去的情形）
- 獲致滿足（過去的情形）

　　前六項根據目前狀況，後三項是根據過去的職能功能。在評量關於過去或現在的項目時，請遵照先前職能認同量表所提的原則，亦即，前六項的評分適用於個案現在所面對的情況，過去的項目適用於個案在之前生活中的職能功能平均狀況。

　　完整的職能能力量表如下頁。

【職能能力量表】

項目	評分	評分標準	備註
維持令自己滿意的生活型態	4	□參與滿意的角色／個人計畫／習慣，且於個人認同或經驗上獲益良多 □生活型態直接與重要價值和目標相關 □以多樣的角色和個人計畫充實生活 □生活型態表現出強烈的人生方向和意義	
	3	□參與能提供認同和滿足的角色／個人計畫 □生活型態透露出一些重要的個人價值和目標 □生活中的角色／個人計畫基本上達到平衡而充實生活 □生活型態大致上表現出人生方向和意義	
	2	□難以維持和完成一些角色／個人計畫／活動 □難以用適當的角色／個人計畫／活動充實生活 □充滿壓力的生活型態，有太多要求和優先要做的事 □生活型態缺乏清楚的人生方向和意義 □在角色／個人計畫／責任上，彼此有衝突或不一致的狀況	
	1	□被與角色／個人計畫有關的責任壓垮 □在角色／個人計畫上一直失敗 □缺少角色／個人計畫／責任來充實生活 □生活型態中缺乏人生的方向和意義	

4分＝職能功能表現極為良好；3分＝職能功能表現良好、適當、令人滿意；
2分＝職能功能表現有些失常；1分＝職能功能表現極度失常

（續表）

滿足角色期望	4	□在任何角色都極力去符合角色義務 □角色的義務／要求符合高度生產性的生活型態
	3	□大致符合幾個角色的義務 □角色的義務／要求大體上足以維持持續的成就感
	2	□（因為過度的角色要求／能力不足）滿足角色期待的困難偶爾出現／日益增加 □過少的角色義務而不足以維持續的成就感
	1	□不能符合主要人生角色的要求 □因為失能而完全喪失主要的人生角色 □幾乎／完全沒有角色期待而缺乏成就的機會
朝目標努力	4	□集中精力致力於目標的達成 □持續地達到／超越目標 □預期何時和如何重新設定目標以期有最好的生產力／滿足感
	3	□有規律地持續努力以達成目標 □達到／幾乎達到大多數的目標 □在環境要求下，可以重新調整目標和努力的方向
	2	□疾病時有時無地／部分地干擾目標的達成 □偶爾喪失對目標的專注或承諾 □目標明顯地受到疾病影響 □達到目標的進展不穩定 □有時候堅持去追求無法達成的目標
	1	□疾病或傷害使目標無法實現 □不能長時間地專注於特定目標／持續努力 □放棄目標 □掙扎於無法達成的目標因而導致長期的挫敗

4分＝職能功能表現極為良好；3分＝職能功能表現良好、適當、令人滿意；
2分＝職能功能表現有些失常；1分＝職能功能表現極度失常

（續表）

	4	☐ 表現達到個人高度期望的水準	
	3	☐ 因為某些過度的個人標準，個人的表現和期望 僅大致上符合 ☐ 因為一些能力上的限制，個人的表現和期望僅 大致上符合	
符合個人 表現標準	2	☐ 因為過多的個人期待，使得個人成就和標準的 差距漸漸拉大，導致自我懷疑 ☐ 因為明顯的限制或能力減低，使得個人成就和 標準的差距漸漸拉大，導致自我懷疑	
	1	☐ 因追求完全不切實際的個人期待而有長期的困 難 ☐ 重大能力缺失阻礙標準的達成	
	4	☐ 良好的例行事務安排以迅速達成責任／目標 ☐ 從容地調整例行事務，並能以創新的方式回應 責任／環境變遷 ☐ 例行事務安排展現了高適應性的因應策略	
組織時間 以應付責 任	3	☐ 以一貫的例行事務完成大部分責任／目標 ☐ 當責任和環境改變時，大致上能夠調整例行事 務 ☐ 例行事務安排大致可展現適應性的因應策略	
	2	☐ 安排例行事務以滿足多種責任／改變的環境 時，有重大的困難 ☐ 目標／責任太少以致無法形成一個具適應性的 例行事務 ☐ 例行事務中包含了適應不良的行為／因應策略	

4 分＝職能功能表現極為良好；3 分＝職能功能表現良好、適當、令人滿意；
2 分＝職能功能表現有些失常；1 分＝職能功能表現極度失常

（續表）

	1	☐完全無組織的／混亂的事務安排 ☐無法安排好基本自我照顧的例行事務 ☐無法調整例行事務以因應新情境 ☐例行事務中包含極端非適應性的行為，例如物質濫用、負向的因應策略	
參與有興趣的活動	4	☐熱切地從事一或多個有興趣的活動，並獲得滿足 ☐能從容地嘗試／尋找新的興趣	
	3	☐持續地參與有興趣的活動，並獲得合理的滿足 ☐大致上能嘗試／尋找新的興趣	
	2	☐非持續地參與有興趣的事 ☐對參與有強烈興趣的活動有安排時間／精力上的困難 ☐疾病妨礙／降低了對過去有興趣的活動之投入 ☐難以從嘗試新的興趣／調整興趣／從新的或調整過的興趣中得到滿足	
	1	☐幾乎／完全不從事有興趣的事 ☐幾乎／完全沒有時間或精力參與感興趣的活動 ☐疾病／創傷強烈干擾／妨礙參與過去的興趣活動 ☐完全無法嘗試／調整新的興趣	
實踐角色 （過去的情形）	4	☐有能力實踐適合發展階段的角色 ☐能夠平衡多種角色的要求	
	3	☐大體上可維持適合發展階段的角色 ☐大致能平衡多種角色的要求	

4分＝職能功能表現極為良好；3分＝職能功能表現良好、適當、令人滿意；
2分＝職能功能表現有些失常；1分＝職能功能表現極度失常

（續表）

	2	☐平衡角色間的需求曾有困難 ☐曾經出現應付角色的困難 ☐曾有變動性／不一致的角色表現 ☐曾有角色衝突	
	1	☐在一或多個生活角色上曾有重大的失敗 ☐有角色空窗期 ☐在處理數個／所有角色上有重大困難	
維持習慣 （過去的 情形）	4	☐因應發展階段／目標，能夠維持高度有組織的例行生活安排 ☐維持高滿意度／高生產力的日常生活時間表	
	3	☐大致上維持有組織、具生產力的日常生活時間表 ☐因應發展階段／目標，能維持適當的例行生活安排	
	2	☐日常作息不固定 ☐因應發展階段／目標的例行事務組織不良 ☐曾有日常生活嚴重失序的時期	
	1	☐維持例行事務上曾出現嚴重的問題 ☐例行事務的型態不能符合發展階段／目標 ☐相對於發展階段／目標而言，曾有混亂的生活型態 ☐曾經無法執行例行事務 ☐曾有明顯的偏差生活型態	

4分＝職能功能表現極為良好；3分＝職能功能表現良好、適當、令人滿意；
2分＝職能功能表現有些失常；1分＝職能功能表現極度失常

（續表）

獲致滿足 （過去的 情形）	4	☐由成就／目標達成／過去生活型態中獲得高度 　滿足感 ☐在工作、休息和遊憩間有良好的平衡	
	3	☐大致上達到重要的人生目標 ☐大致上在工作、休息和遊憩間可取得平衡 ☐生活型態大致上是令人感到愉快的 ☐大致上能維持／貫徹目標	
	2	☐對生活型態曾有明顯的不滿 ☐在工作、休息和遊憩間有些不平衡 ☐重大的失敗減低／遮蓋了成就 ☐失去主要的興趣或目標，且沒有再發展替代的 　事務 ☐貫徹目標有困難	
	1	☐疾病／創傷明顯地妨礙目標／興趣的從事和達 　成 ☐對生活型態有強烈的挫敗／不滿 ☐因重大挫敗導致不滿 ☐在工作、休息和遊憩間無法取得平衡	

4分＝職能功能表現極為良好；3分＝職能功能表現良好、適當、令人滿意；
2分＝職能功能表現有些失常；1分＝職能功能表現極度失常

職能行為環境量表

　　職能行為環境指一個人每天接觸的環境，包含居住的（如：家、公寓、宿舍、護理之家等）、執行主要生產性角色的（如：學校、工作場所）和參與休閒的（如：鄰里、家庭、戲院、公園、體育場、酒吧）所有環境。

　　評量表的九個項目為：

- 家庭生活的職能形式
- 主要生產性角色的職能形式
- 休閒的職能形式
- 家庭生活中的社交團體
- 主要生產性角色的社交團體
- 休閒的社交團體
- 家庭生活中的自然空間、物件和資源
- 主要生產性角色的自然空間、物件和資源
- 休閒活動的自然空間、物件和資源

　　此份量表中所有的項目均有關於個案目前的外在環境，因為這些是影響他們現在和將來職能功能的要素。環境過去的影響會反映在個案的經驗以及成就上，因此，也會顯現在職能能力和職能認同評量的結果上。

　　職能行為環境量表的設計，是要了解個案每天身處的場所對職能行為的影響。如果個案目前在住院當中，但將返回他平常接觸的職能行為環境，則會談和評分應針對那些職能行為環境的內容，而非醫院。

　　另一方面，如果個案住在長期性或永久性的照護機構中，這些機構代表了他所接觸的職能行為環境，會談和評分的焦點則要針對這些機構。符合此例的，如護理之家、監獄或中途之家，可視為個人的家庭環境；而其他的例子，如個案參加長期的工作復健方案、

工作訓練計畫或庇護性工作坊，則將此視為個人的工作環境。

　　如果個案現在住院或參與復健，但不確定將來出院安置的居住、工作和休閒的環境，則最好不要在此刻做這份評量。除非，治療師想了解的是醫院或復健機構環境如何影響個案，以提供其他工作人員做改變或建議。在此情況下，醫院和復健機構就可被視為職能行為環境。

　　結論就是，當問及個案某特定場所的資訊時，治療師常常必須要判斷問題的實用性和適當性。如上所述，判斷端視於一些情境而定。

　　職能行為環境量表的項目是根據人類職能模型中四個有關環境的概念：空間、物件、職能形式和社交團體，以及三種主要的職能行為：家庭生活或稱日常生活；生產性的職能活動，如工作或就學；以及休閒活動三者而形成的。自然環境概念〔在 Kielhofner（1995）所著 *A model of human occupation: Theory and application* 書中，是指由空間和物件構成的環境〕，在此是指「自然空間、物件和資源」。資源一項是指，可以支付帳單、購買必須物品等的財物資源，這在評量時也必須被考慮。

　　在評量家庭生活的項目時，通常我們會只考慮單一場所。然而，對關於主要生產性角色和休閒活動的項目則會考慮不只一處場所。例如，一個工作者或學生可能在家中、宿舍、工作地方、圖書館或教室內工作或念書。同樣地，一位個案的休閒活動可能在多處進行。在此情況下，所有相關的場所，以及這些場所有的物件、空間、職能形式和社交團體的影響，在評量時都必須被考慮到。

　　完整的職能行為環境量表如下頁。

【職能行為環境量表】

項目	評分	評分標準	備註
家庭生活的職能形式（任務）	4	□物質上的 □認知上的 ⎫ 要求／機會能挑戰或刺激興趣和能力 □情緒上的 ⎭ □所需的時間／努力極能符合個案可付出的時間和精力	
	3	□物質上的 □認知上的 ⎫ 要求／機會大致上符合興趣和能力 □情緒上的 ⎭ □所需的時間／努力大致上能符合個案可付出的時間和精力	
	2	□物質上的 □認知上的 ⎫ 要求／機會有點不配合興趣和能力 □情緒上的 ⎭ □所需的時間／努力有點符合個案可付出的時間和精力	
	1	□物質上的 □認知上的 ⎫ 要求／機會不符合興趣和能力 □情緒上的 ⎭ □所需的時間／努力不能符合個案可付出的時間和精力	
主要生產性角色的職能形式（任務）	4	□物質上的 □認知上的 ⎫ 要求／機會能挑戰或刺激興趣和能力 □情緒上的 ⎭ □所需的時間／努力極能符合個案可付出的時間和精力	

4分＝職能功能表現極為良好；3分＝職能功能表現良好、適當、令人滿意；
2分＝職能功能表現有些失常；1分＝職能功能表現極度失常

（續表）

	3	□物質上的 □認知上的 ｝要求／機會大致上符合興趣和能力 □情緒上的 □所需的時間／努力大致上能符合個案可付出的時間和 　精力	
	2	□物質上的 □認知上的 ｝要求／機會有點不配合興趣和能力 □情緒上的 □所需的時間／努力有點符合個案可付出的時間和精力	
	1	□物質上的 □認知上的 ｝要求／機會不符合興趣和能力 □情緒上的 □所需的時間／努力不能符合個案可付出的時間和精力	
休閒的職 能形式 （任務）	4	□物質上的 □認知上的 ｝要求／機會能挑戰或刺激興趣和能力 □情緒上的 □所需的時間／努力極能符合個案可付出的時間和精力	
	3	□物質上的 □認知上的 ｝要求／機會大致上符合興趣和能力 □情緒上的 □所需的時間／努力大致上能符合個案可付出的時間和 　精力	
	2	□物質上的 □認知上的 ｝要求／機會有點不配合興趣和能 □情緒上的 □所需的時間／努力有點符合個案可付出的時間和精力	

4 分＝職能功能表現極為良好；3 分＝職能功能表現良好、適當、令人滿意；
2 分＝職能功能表現有些失常；1 分＝職能功能表現極度失常

（續表）

	1	☐ 物質上的 ☐ 認知上的 ⎫ ☐ 情緒上的 ⎭ 要求／機會不符合興趣和能力 ☐ 所需的時間／努力不能符合個案可付出的時間和精力	
家庭生活中的社交團體	4	☐ 提供的互動／合作的機會與期待能支持最理想的功能 ☐ 情緒和實際的氣氛能提高功能／因應方式 ☐ 其他人會讚許其技巧／貢獻／努力	
	3	☐ 與他人間必須的互動／合作關係大致上能支持正向的功能 ☐ 情緒和實際的氣氛能支持功能／因應方式 ☐ 其他人可注意到其技巧／貢獻／努力	
	2	☐ 互動／合作的要求太多或太少以致限制了功能 ☐ 情緒和實際的氣氛降低了功能／因應方式 ☐ 其他人無法認可其技巧／貢獻／努力	
	1	☐ 互動／合作關係不存在／不合理／有衝突 ☐ 情緒和實際的氣氛導致極度的調適失能／因應失當 ☐ 其他人忽視／貶抑其技巧／貢獻／努力 ☐ 自己對影響事情結果的能力感到無助	
主要生產性角色的社交團體	4	☐ 提供的互動／合作的機會／期待能支持最理想的功能 ☐ 情緒和實際的氣氛能提高功能／因應方式 ☐ 其他人會讚許其技巧／貢獻／努力	
	3	☐ 與他人間必須的互動／合作關係大致上能支持正向的功能 ☐ 情緒和實際的氣氛能支持功能／因應方式 ☐ 其他人可注意到其技巧／貢獻／努力	

4 分＝職能功能表現極為良好；3 分＝職能功能表現良好、適當、令人滿意；
2 分＝職能功能表現有些失常；1 分＝職能功能表現極度失常

（續表）

	2	□互動／合作的要求太多或太少以致限制了功能 □情緒和實際的氣氛降低了功能／因應方式 □其他人無法認可其技巧／貢獻／努力	
	1	□互動／合作關係不存在／不合理／有衝突 □情緒和實際的氣氛導致極度的調適失能／因應失當 □其他人忽視／貶抑其技巧／貢獻／努力 □自己對影響事情結果的能力感到無助	
休閒的社交團體	4	□提供的互動／合作的機會／期待能支持最理想的功能 □情緒和實際的氣氛能提高功能／因應方式 □其他人會讚許其技巧／貢獻／努力	
	3	□與他人間必須的互動／合作關係大致上能支持正向的功能 □情緒和實際的氣氛能支持功能／因應方式 □其他人可注意到其技巧／貢獻／努力	
	2	□互動／合作的要求太多或太少以致限制了功能 □情緒和實際的氣氛降低了功能／因應方式 □其他人無法認可其技巧／貢獻／努力	
	1	□互動／合作關係不存在／不合理／有衝突 □情緒和實際的氣氛導致極度的調適失能／因應失當 □其他人忽視／貶抑其技巧／貢獻／努力 □自己對影響事情結果的能力感到無助	

4分＝職能功能表現極為良好；3分＝職能功能表現良好、適當、令人滿意；
2分＝職能功能表現有些失常；1分＝職能功能表現極度失常

（續表）

家庭生活中的自然空間、物件和資源	4	環境和物件方面	□完全可及 □安全且只有極少的危險 □具備（想要的）隱私性 □非常舒適 □非常具啟發性／意義性 □充裕／具支持性	
	3	環境和物件方面	□大多具有可及性 □大致安全（具中度危險性） □具適度的隱私性 □具適度的舒適性 □具適度啟發性／意義性 □具適度的支持性	
	2	環境和物件方面	□略具可及性 □不安全（明顯危險性） □有些干擾性 □有些不舒適 □有些無啟發性／無意義 □有些不具支持性	
	1	環境和物件方面	□不具可及性 □不安全（高度危險性） □無隱私性 □非常不舒適 □無啟發性／缺乏意義 □完全匱乏	

4分＝職能功能表現極為良好；3分＝職能功能表現良好、適當、令人滿意；
2分＝職能功能表現有些失常；1分＝職能功能表現極度失常

（續表）

主要生產性角色的自然空間、物件和資源	4	環境和物件方面 { □完全可及 □安全且只有極少的危險 □具備（想要的）隱私性 □非常舒適 □非常具啟發性／意義性 □充裕／具支持性	
	3	環境和物件方面 { □大多具有可及性 □大致安全（具中度危險性） □具適度的隱私性 □具適度的舒適性 □具適度啟發性／意義性 □具適度的支持性	
	2	環境和物件方面 { □略具可及性 □不安全（明顯危險性） □有些干擾性 □有些不舒適 □有些無啟發性／無意義 □有些不具支持性	
	1	環境和物件方面 { □不具可及性 □不安全（高度危險性） □無隱私性 □非常不舒適 □無啟發性／缺乏意義 □完全匱乏	

4分＝職能功能表現極為良好；3分＝職能功能表現良好、適當、令人滿意；
2分＝職能功能表現有些失常；1分＝職能功能表現極度失常

（續表）

休閒活動的自然空間、物件和資源	4	環境和物件方面	□ 完全可及 □ 安全且只有極少的危險 □ 具備（想要的）隱私性 □ 非常舒適 □ 非常具啓發性／意義性 □ 充裕／具支持性	
	3	環境和物件方面	□ 大多具有可及性 □ 大致安全（具中度危險性） □ 具適度的隱私性 □ 具適度的舒適性 □ 具適度啓發性／意義性 □ 具適度的支持性	
	2	環境和物件方面	□ 略具可及性 □ 不安全（明顯危險性） □ 有些干擾性 □ 有些不舒適 □ 有些無啓發性／無意義 □ 有些不具支持性	
	1	環境和物件方面	□ 不具可及性 □ 不安全（高度危險性） □ 無隱私性 □ 非常不舒適 □ 無啓發性／缺乏意義 □ 完全匱乏	

4 分＝職能功能表現極為良好；3 分＝職能功能表現良好、適當、令人滿意；
2 分＝職能功能表現有些失常；1 分＝職能功能表現極度失常

為什麼要做完評量表？

　　我們由經驗中得知，覺得正式會談有用的治療師，並非都會完成附帶的評分量表，治療師們指出，在會談中得到的質性資料對安排治療計畫至為重要，因此，就無法再找出時間完成評量表的計分。即使治療師想省略完成評分量表的部分，我們也不會阻止。但是，完成評分表是有其理由的，治療師應該審慎地考慮，將完成評量表視為使用OPHI-II的一部分。在這個部分我們會討論這些理由。

　　OPHI-II 的評量表反應出人類職能模型的理論，而且作為連結會談得知的資料以回歸理論的橋樑。首先，敘述性的評分標準是一份清單，作為幫助治療師了解在評估和治療計畫時，應考慮那些個案的優缺點。其次，完成後的評量表可以提供病人之優缺點的輪廓，因而可以作為確認其優缺點的指標。請參閱附錄 H 的 OPHI-II 綜合資料表，當三個評分表格完成後，我們可以一眼看出所有相關的功能項目中，個案的功能和問題所在。

　　最後，完成評量表可以提供三種有助於評估病人現在功能和環境支持度的測量結果，作為預測個案將來復健成功率和社區適應的參考。這種測量結果對於提供服務、安置、必需的支持、出院計畫等決定相當重要，也是職能認同、職能能力、職能行為環境等，這三項重要變項的一套客觀的數據指標。

　　簡言之，完成評量表的第一個理由是，它提供了一種客觀的、有理論根據的、簡明的評估方式。如此，將能幫助職能治療的決策過程，以及協助參與治療、出院計畫、安置和其他參與重要決策的相關團隊人員。

　　第二個有關的理由是，這些量表是一個良好的溝通工具。目前愈來愈多治療師扮演提供間接服務的角色，例如教育者、諮詢者和臨床督導者，這類的角色與日漸增，因此，一個清楚且一致的溝通工具是必要的。評量表以直接考量個案職能生活概況的方式作為溝

通的工具，亦即，此評量表可作為提供諮詢、教育和督導業務的有用架構。況且，透過對許多個案使用同一評量工具，治療師能夠輕易地發現個案間的相同相異處，提出對服務的改善建議。

治療師在提供間接服務的環境中使用 OPHI-II，藉此可告知其他人員自己如何評估個案，所以，只要他人了解評估表的基本意義，便可作為溝通的有效工具。敘述性的評分標準、評量表所顯示出的個人優缺點以及三份量表的分數，可傳達關於個案狀況的三種不同程度的資訊。

第三個理由是，它可提供個案的職能功能正常和失能的資訊。若能完成這些評量表，治療師便可利用整份 OPHI-II 評估的影響力，在許多地方使用這些結果。譬如，它可用來表現某個案群體的職能失常程度。這種精準的資料有助於決定我們所提供的服務需求和種類。因此，它們對安排治療方案是非常有價值的資訊。

我們還可利用評量表檢驗個案治療的成功和適應社區生活的能力，當蒐集這類資料時，並不直接進行職能治療服務的成效評估，而是對個案在職能治療被強調和被評估的一些功能相關因子進行了解。確認社區適應相關因子的能力是確認服務適合度的基礎。甚至在單位的品質保證和方案評鑑的回溯性研究中，可以採用個案病歷記錄中的量表分數來進行這類研究。

總之，評量表應該作為整份 OPHI-II 評估的一部分。我們覺得，大多數將評分量表隨 OPHI-II 一起完成的治療師，應會發現所花的時間和精力是值得的。

參考資料

Kielhofner, G. (1995). *A model of human occupation: Theory and application.* Baltimore: Williams & Wilkins.

第三篇

OPHI-II 之生活史敘事錄

第六章

完成生活史敘事之記錄

OPHI-II 的最後一部分是生活史的陳述，評估的這部分可讓治療師得知，並記錄下個案的生活史。而在這生活歷程敘述的背後最重要的一點，就是如 Helfrich、Kielhofner 和 Mattingly（1994）所提到的，個案並不主動進入治療情境，而是治療進入個案的生活。治療對個案的意義，以及可以產生的影響，全賴於治療是否進入了個案所披露的有關生活故事的內容。依此邏輯，了解個案的生活故事（治療將是其中的一部分）對成功地計畫和執行治療介入是很重要的。

OPHI-II 提供了治療師一個機會，充分得知個案的生活史敘述，藉以設計出相關及有效的治療計畫。要得到這樣的了解，首先，就是如手冊之前所提的，進行一個好的、以敘述為導向的會談。第二步是得知這個故事的本質。完成生活史的記錄，使得治療師同時可擬寫出對個案故事的了解。生活歷程是複雜的，而且在會談時，個案常是零零星星地提起。所以，除非花一些時間去省思，並記錄下背後的意義，要通盤了解個案生活的歷程是困難的。

生活史敘述最重要的，就是治療的過程由此而**展開**。會談本身的功能，是發展出治療師與個案的連結，因為會談涵蓋了個案對於

個人隱私及情緒性的生活瑣事的分享，在會談過程中，治療師會將
這一點反映給個案，將自己是如何理解個案的情形反映給個案。這
樣的交互作用，也反映出治療師是真誠且關懷地，努力去了解個案
的生活經歷。治療師也抓住了治療的切入點是生活過程的哪一部
分，所以也開始在為治療鋪路，這一步非常重要，因為治療師和個
案雙方對於治療是否會影響未來生活故事的走向，都在這時形成他
們的觀點，而且，也開始建立治療對個案的意義。

　　總結而言，生活史敘述可以達成下列幾個目的：

1. 使治療師培養對個案生活故事較好的了解。
2. 可以記錄到評分量表上所不能捕捉到的質性資料。
3. 可使得我們分享對個案生活故事的了解。
4. 藉由得知故事的本質、治療的切入點，以及治療對生活歷程
　 帶來的影響，治療過程可由此開始。

🌳 完成、求證、記錄，以及使用生活史敘事的步驟

　　完成一份生活史敘述，包含下列工作：(1)依個案所述的生活史
擬出一份圖表；(2)與個案求證生活史的部分；(3)完成手寫的生活史
敘事錄的報告；(4)建立一個進行治療過程的思考架構。這些工作並
不需要按照特定順序，治療師可以來回地補充完成，待我們敘述完
每一部分的工作內容，他們之間的關係應該就比較明顯易懂。

依個案所述的生活史擬出一份圖表

　　要詮釋一般由 OPHI-II 會談得知的個人資料是頗具挑戰性的。
最好不要遵守僵化的過程，而是在進行時允許一些彈性。這裡會提
供幾個補充的策略，而治療師應該發展自己的方式去詮釋這生活史
敘事，並且察覺什麼方式對他們的個案最有幫助。

　　第一個常常建議的方式，是以圖表示個案的生活歷程，標示出

故事的陳述走勢。任何故事最強而有力的一點，就是都帶著一個基本的訊息或信念貫穿整個內容。以敘述體而言，就是所說的故事情節。多數的讀者都記得在早期讀書時曾分析過小說或短篇故事的情節，分析生活歷程的方式大致上也是如此。

　　Gergen 和 Gergen（1983）指出，故事的情節可以依其敘事的走勢來闡釋。思考看看，當你想到任何故事時，它都有兩個特性：一是故事是以時間鋪序的；二是故事和情境變化——變好、變差或不變，是息息相關的。所以舉例而言，故事之中個人生活隨時間而改善，然後因某個問題或事故而變差，就可用以下的圖來表示：

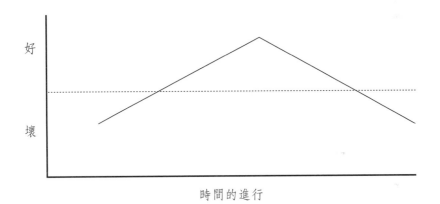

圖 6-1：敘事走勢圖顯示從正向到逆向的轉折

　　如圖 6-1 的線條顯示，個案的生活進行時，事情的態勢是愈來愈好，然後急轉直下變差。隨時間顯示的線條方向稱為敘事走勢，僅是簡單地畫出個人的生活是否隨時間變好或變差，就可顯示許多關於生活的故事。

　　換另一個可能性來看，一個故事中事情愈變愈糟，但後來轉變漸入佳境，而有好的結局。這樣的敘事走勢看起來就會像圖 6-2 所示：

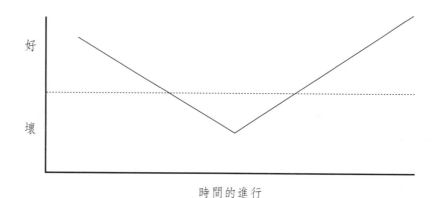

圖 6-2：敘事走勢圖顯示從逆向到正向的轉折

　　大多數人的生活遠比我們所提的這兩個例子來得複雜，也就是會有許多「起」與「落」。會談應該要捕捉到這些起起落落，特別是會談中生活重大事件的這個部分，就可以用來引發這一類的訊息。

　　了解個人生活歷程的敘事走勢圖的重要性，有以下幾點原因：人們經歷並嘗試過著他們的生活，正如寫故事一般，當我們成敗某些事，或有些好的、壞的事發生時，我們總會不由自主地去了解這些對我們的意義，我們會嘗試去評估這些事。一個人在某項成就測驗中得了高分，這個成就會被評估成：「這件事會對以後生活造成什麼影響？」「這個好成績，可以讓我進入某個學校攻讀要念的學科，之後呢，我就會有份有意義又薪水高的工作。」

　　我們始終以已知的生命歷程去評估過去我們做過的事，以及發生在我們身上的事。表示我們不僅期望未來事件的發生，也以過去的經驗去了解現在的情境意味著什麼。例如，「我不想得這個病，可是之前我也有過艱困的時候，也走過來了，所以這次我也會撐過去的。」或者是「以前我從來沒有過什麼大挫折，這次簡直是嚇壞了，我也不知道要怎麼去處理才對」。

　　當人們嘗試去了解所處的情境，他們是帶著過去在期望未來，他們會自然地將情勢放入這些已說出的生活故事當中，來看這代表什麼意義。這個歷程賦予各項事件意義，並決定其重要性。

　　故事或歷程的重要性，並不僅是人們由故事來看、來了解他們的生活，也是因為人們會去製造他們所相信的，讓所期待的故事發生。因此，比如一個人將他的生活視為悲劇，不需要什麼理由為目標奮鬥，因為悲劇的情節已意味著事情都已毀了；相反的，如果一個人視他的生活如喜劇般，會有個快樂的結局，他就會去努力使得事情的結果是如此發生。

　　總而言之，了解一個人的生活歷程將會告訴你：

- 個人如何詮釋發生的事，以及
- 個人可能會從事的行為。

　　這與治療的相關性應該很明顯易見，例如，兩個病人在治療中都完成了同樣的事，但卻可能會有不同的反應，這全有賴於他們的生活歷程而定。認為自己的生活像是一場悲劇的人，可能也視自己的成果為不重要的，只是一向充滿失敗或失望的生活中偶爾出現的一個例外而已。一個想像自己會有個快樂結局的人，可能視這個成果為事情好轉的徵兆，成為希望的理由，或踏向美好日子的下一步。更不用說，這兩個人在參加下次治療活動時，會有很不一樣的動機。

　　敘事走勢圖告訴我們生活曾經是如何，而將會往哪裡去。想更進一步了解敘事走勢與它和個人生活歷程的相關性，推薦讀者參考 Jonsson, H.、Kielhofner, G.與 Borell, L.（1997）刊載在《美國職能治療雜誌》（*American Journal of Occupational Therapy,* AJOT），*51* (1)，49-56頁的文章：期待退休：關於職業轉折的敘述（Anticipating retirement: The formation of narratives concerning an occupational transition）。

　　文中，作者研究了一群即將退休的老人的生活歷程，顯示出他們過去的故事，使得他們在期待退休時的方式十分不同，描繪出截然不同的故事伴隨著不同的敘事走勢。

　　會談中得到的生活史敘事可以用這種方式來做圖形呈現。你可以在附錄 I 中找到一份生活史表格，作為記錄個案所述主要生活事

件，以及因此而改變的敘事走勢圖（即這些事件使生活變好或變差）。

在表上，事件應以年代的順序呈現，每件事應盡可能簡要地以個案所用的詞語標示出來，並且最好包括來自任何影響個案生活事件的敘述句、譬喻或描述。

最後，表格提供一個地方作為簡述故事代表的意義與含義之用。這可能是完成表格最不容易的地方，這是為了治療師可以簡扼地記下故事基本的情節、譬喻、主題或想像，以及它們指示了什麼樣子的故事意義。這需要治療師小心注意個案在會談中是如何提及他們的故事，在個案回答問題時，顯示了什麼樣的譬喻、想像、描述等等。還要注意個人所描繪的個人生活，與其在生活中的行為是否互相符合。陳述的事並不只是代表人們怎麼敘述他們的生活，還代表著他們生活的方式。

進行這個過程需要注意兩件事。第一是了解敘事體以及表達的方式，手冊中有這類資訊（參見第四章），並希望治療師閱讀章末所附的參考文獻。基本上，詮釋敘事資料需要對敘事體的文獻略有所知。

第二重要的是經驗，當治療師使用會談時，有關聆聽個案故事，嘗試了解、捕捉敘事資料的意義等方面的能力也會進步，所以除了親自嘗試這個過程，並反省地思考每個個案的經驗，沒有別的方法可以取代經驗的學習。

最後，在完成生活歷程表格的工作後，接下來是向個案求證資料，治療師若有什麼意義上（即譬喻、想像、情節上）的誤解，可由個案那裡得到回答，並改正任何錯誤的印象。

在這個階段，當填寫表格時，用簡單的詞（可能的話，用個案說的話）寫下故事顯示出的主題，這應該要以**敘述性和行為性**的字眼表示。這指的是治療師呈現了這個人如何看待其生活，以及這個人是如何地在過生活。這是為什麼這部分稱為「意義／含義」。這是為了反映個案如何賦予自己的生命意義，以及個案如何以這方式

看待他的生活，這整個行為過程的含義。

　　治療師的記錄應簡短，並且要反映出個案本質上提到的生活層面。最重要的不在於詮釋的水準或簡潔性，而是同理個案的觀點。

　　接下來的這個例子，用來說明如何填寫生活史表格。

　　這是在芬蘭，治療師 Riitta Helin-Fay 給 Risto 先生施測 OPHI-II，個案六十七歲，已為人祖父，之前是個生意人，在一次腦阻塞病發之後，雖未造成任何癱瘓，但他卻從此變得虛弱，因而過去的一年半以來幾乎都待在醫院，目前在復健病房。他看起來顯得軟弱無力，並且表示他的腿無法站立。當治療師進入病房要進行會談時，幾乎無法看見他瘦弱的形態，因為他把被單直拉到頭頂，完全地蓋住自己。

　　　　Risto 說到，過去他是個創新求變的年輕人，自打拼事業開始，向治療師訴說他的故事。一開始，他是登報找尋有關廣告製圖的工作，然後就找到工作，受雇於一家他很喜歡並被器重的企業（「每個人都很喜歡我」）。當他的老闆因生病而必須離開時，Risto 被擢升為公司主管，套用 Risto 的話來說，那是一段「黃金年代」。他的發明才能使得他設計了一種新型印刷機，由公司負責製造，並且很快地其他公司也跟著仿用。

　　　　Risto 的工作生涯繼續大放異彩，他離開原公司自行開業籌組公司，最後因他的努力和創新的點子，他的公司擁有超過五十名員工。這是他生涯的巔峰時期，在那時，他是個受人尊敬、生活富裕的商人，有漂亮的房子、車子，還有多餘的錢給一個外甥買下一間公寓。根據 Risto 所說，他的公司自從被一位地方左翼廣播人士搧惑說，雇主是在利用員工，之後公司就開始陷入分裂，這搧動的言論造成了員工的忌妒與不安，最後導致公司以破產結束。套用 Risto 所說，這是一段慘澹時期，在那時，他對他的員工，以

及一些坐視不管的地方官員深感失望。

即使如此，Risto 搬去一個新地方，在那鎮上新設了一家較小的公司，有七台印刷機和四十名員工，那時公司有一些無法繳付員工年金的經濟問題。儘管這樣，他仍設法工作償還政府所要求的年金，並希望事情可以有所進展，但與政府部門的問題愈來愈嚴重，最後導致以破產結束。

在這些挫敗事件之後，Risto 為一家塑膠公司做事，但因為老闆很差勁，然後他在一個同事的介紹下，搬去另一個地方加入另一家公司。在新地方，看來有一陣子他做得還不錯，但當他與公司股東之間的摩擦日增，他就離開了公司。從此之後，他就只做過些小型的、暫時性的工作。即使他一向都有戶外寫生的嗜好，之後也棄置一邊了。談到這裡，他若有所思地回憶說，他的外甥和一個兒子家中還各存有一幅他昔日的畫作呢。

Risto 個人世界的縮減，在生活中其他的地方也可輕易看到。他以前有個很大的房子，但後來卻不得不與妻子搬入一間公寓；最近，太太因為不確定 Risto 是否可以出院回家，又搬進了一間較小的三房公寓。提到太太這件讓他不高興的事，他說她沒跟他討論就擅自做了決定，而這個新公寓也意味著「由大到小」的一個大變化。

由於 Risto 愈來愈虛弱，無法四處活動或照顧自己，他的世界變得更加狹隘。他擔心他太太必須像照顧小孩一樣照顧他。在會談結束前，治療師被 Risto 萎縮的生活和相仿的生理上的「衰退」，以及他在被單下的退縮，彷彿為他創造了一個更渺小的世界等事實，不由得感到震懾。事物的萎縮或衰退的這個主題，看來是由他的意志層面在控制著，他所重視的創造力和才幹，以及對畫畫的興趣都已不再。他的作息已經萎縮到了難以起床的地步，能力與創意不再，就連雙腿也無法支撐站立，現在又擔心太太必

須當他是個無助的嬰兒般照顧他。最後他的世界就會像前
面說的一樣愈來愈小。

Risto 的故事就像是個悲劇，開始自他工作、擢升、克服重整公
司逆境，直到失去事業以及原來努力所得的一切，最後甚至是他的
能力也失去了，他曾經在生活中奮力去建造擴展的每件事，現在都
萎縮掉了。圖 6-3 是生活史表格上 Risto 生活故事的記錄，描繪了如
何對重大事件做再呈現與描述，並顯示如何畫出生活變化的走勢。
最後顯示出如何以簡單的詞語，呈現 Risto 生活故事中的意涵。

何時填寫生活史表格

如果你要的話，可以在進行會談時就開始填生活史表格。甚至
你可以藉著在會談中向個案確定資料，來開始下一項求證的工作
（向個案求證他的生活史敘述），以確定你所記錄的主要生活事件
是正確的（也就是已將所有重要的事都包含在內，且順序無誤，還
有生活變好或變壞的趨勢圖，也都被正確地顯示出來）。或者，也
可以等到會談結束，跟個案一起完成表格，作為與個案「重新回味
會談」的一種方式。而另一種方式則是會談結束後完成表格，再與
個案討論。該怎麼做，治療師可以自己斟酌，而且可能會因個案不
同而異。

舉例來說，如果會談不能對個案的事蹟有清楚的了解，也許比
較好的方式是與個案一同填寫表格作為會談的一部分。相反的，如
果是比較情緒性的會談，治療師的注意聆聽及反應方式就很重要
了，一同填寫表格可能會造成干擾。在其他情境下，治療師也許希
望有些時間來思考會談的內容，並在完成表格前查閱關於個案事蹟
的其他消息來源。總結來說，至少有三種不同的方式來完成這份表
格：

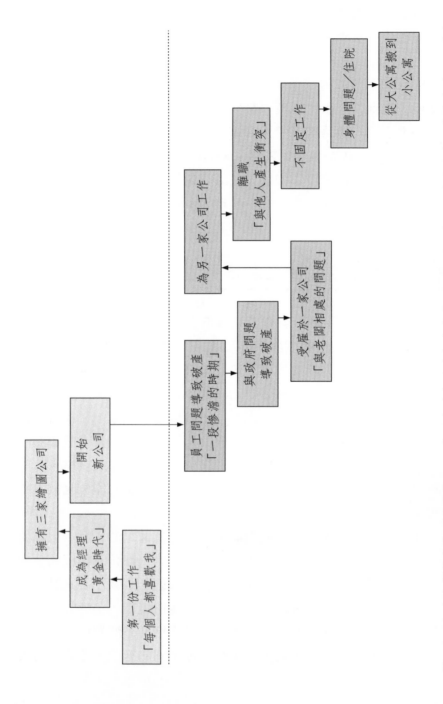

圖 6-3：生活故事的意義／含義：Risto 生活中的每件事都愈來愈變糟，到現在他只能局限自己在病床的小世界中

- 在會談進行重大生活事件部分時與個案一同填寫。
- 在會談最後填寫，作為回顧生活史陳述的一種方式。
- 在會談結束之後填寫，並作為之後與個案討論之用。

生活史記錄對評分量表的關係

　　治療師自然會有這樣的疑惑，到底該先填哪一份表格：評分量表或是生活史敘事錄？然而，沒有一個單一答案可以回答這樣的問題。無疑的，當治療師使用 OPHI-II，他們自然會發展出喜歡的方式，任何一種方式都有其論點。填寫量表幫助個人思考生活歷程；思考生活歷程和個案所述的故事有助於填寫量表。可以想見治療師可先填寫任一個或來回地完成表格；抑或治療師選擇填寫生活史敘事錄作為會談的一部分，然後才完成評分表。OPHI-II 的這一部分，實際上有賴於治療師的喜好與判斷；同時，治療師也很有可能會因個案差異而使用不同的方法。

向個案確認及詮釋生活史記錄

　　在這一部分，治療師應讓個案解釋及確認生活史的內容，並應與個案分享任何浮現出的解釋，看他是否同意。以 Risto 的故事為例，治療師應分享她的觀點：個案將他的生活視為一場悲劇，以此描繪出這日益萎縮的生活。

　　這個步驟，可讓個案確認治療師是否捕捉到了個案最重要的生活事件，也「了解」個案所訴說的生活故事。這也提供了個案一個機會去添加其他未提及的重大事件，或更正治療師的任何誤解。

　　治療師跟個案做確認的時機或方式，可因人而異。可以是作為會談的收尾，或約時間當作事後的討論，又或是作為治療療程中的

一系列討論。

在與個案求證時，宜避免過於複雜或專業的術語，例如，手冊中和敘事概念部分提到有關「情節」、「譬喻」、「敘事走勢」等字眼，這些並非我們跟個案討論時會用的一般用語。治療師反而可跟個案用以下的句子說明事情：

「你的生活似乎有許多起起落落……」

「……看起來是你生活歷程中一個重要的主題。」

「當你告訴我你的生活情形，我所聽到最主要的一件事是……」

「在你敘述你的生活時，有一個打動我的部分是，好像你提到……」

這些都是告訴個案你在他們的生活故事中，所看到最基本或最重要的事是什麼的一些方法。

需要了解，這個求證的階段，是評量與治療之間的轉接點：治療師在對個案的生活故事做回饋的同時，也開始了談論治療將會有何意義的磋商過程。在求證時，治療師讓個案知道有人聽了他的故事，並且以一種特別的方式去了解它。藉由確認治療師的陳述是正確的，或做補充更正，個案也同意了這些特別的意義，而這意義就成了治療過程的基點。

一旦治療師知道了個案生活故事的基本陳述和解釋確認無誤，商議治療要如何進行以及治療有何意義的過程就會開始。在此階段，治療師會提出一些治療上可行的方式，以影響個案的生命歷程。例如，若個案對未來要怎麼繼續自己的故事有正向的想法，治療師可能會提出一些關於治療如何幫助這一部分的建議。若個案對於未來不能確定，治療師可能會建議個案，治療也許可提供他一些選擇，以探索不同的可能性。或是治療師覺得個案的故事走向，應有一個不同的方向，則治療師可能會提出方法，來改變事情的結果。

Risto的故事就像上述的最後一個例子，他視他的生命如軌跡，軌跡上每件事都萎縮成一個小世界。在這個情形下，他個人故事的譬喻就是「所有的事都變小或萎縮了」，伴隨著「事情變糟了」的

想法（情節的負面軌跡），共同傳達出 Risto 生活故事的意義。藉著一直住在醫院，他就可以維持他是病人的角色臥床不起。他的職能行為環境可以容許他如此，並也是同樣以病人的角色看待他，而非一個可以操控全局、且有創意技巧的人。

在這情形下，治療師可與 Risto 開始探討：如何做才會有個不同的結局，如何才能以他過去克服失去公司時展現的創造力、能力來面對當前困境。治療師也可以進而建議透過治療，也許可以再度擴展他的世界。治療師覺得使用畫畫，以再度打開他的世界可能是不錯的第一步，不用多久，治療師與在 Risto 職能行為環境中其他會接觸到的人，都會開始將他視為畫家來欣賞他，並驅策他這樣的行為表現。

治療師也必須察覺到會談中未提及的部分，和過去不重要的事。在 Risto 的故事中，工作之外的家庭生活與社會角色，對他的生活而言，顯然是不太重要的，然而，這些角色現在成為生活中的可能了。我們應該將這點銘記在心，也許他可以試著探索這些角色，而且藉由治療過程支持他去應付這些角色內容。

沒有一個單一的方法，是治療師可以或必須遵照的定律，用以求證個案的故事並開始治療的過程。這個過程需要一番練習和探索。有時，治療師聆聽與求證個案的故事，這就足以振奮個案願意努力接受治療，以帶領生活走向另一個方向。有時，個案還未準備好，這時候還無法思考未來或想像故事可能會有的不同結果，治療師對這種情形，得延長與個案商議治療意義的過程，在每次治療時提供機會，使個案去看可能的結果。

在給個案生活史敘事表時，治療師要切記用他最好的判斷能力來進行。有的治療師可能在確認資料時，僅是將敘述念給個案聽，然後一起評估解釋的正確性。在有些情況下，給個案看敘事走勢圖可能很有治療性，可是，有時個案故事的圖像反而可能更使人喪氣。生活史敘事表的求證過程無疑是依個案而異，而且有賴於治療師決定以最具治療性的方式，與每個個案求證 OPHI-II 的發現。

記錄生活史敘事的其他形式

　　OPHI-II會談中，治療師記錄生活史並非是正式的程序。然而，因許多不同原因，治療師也許會在病歷上、個案檔案中或寫治療計畫時，記錄生活史或其中的一部分。要用什麼形式的表格，應視文件書寫的目的與閱讀者特性而定。

參考文獻

Gergen, K.J., & Gergen, M.M. (1983). Narratives of the self. In T.R. Sarbin & K.E. Scheibe (Eds.), *Studies in Social Identity*. New York: Praeger.

Helfrich, C. Kielhofner, G., & Mattingly, C. (1994). Volition as Narrative: Understanding Motivation in Chronic Illness. *American Journal of Occupational Therapy, 48*, 311-318.

Jonsson, H., Kielhofner, G., & Borell, L.(1997). Anticipating retirement: The formation of narratives concerning an occupational transition. *American Journal of Occupational Therapy, 51(1),* 49-56.

第七章

何時結束 OPHI-II？

　　手冊中介紹 OPHI-II 為評估工具，有其特定的步驟（即進行會談、完成評分表、完成生活史敘事錄）。一般當這些程序完成，會談也結束了。不過，就只是這樣嗎？

　　一般的情形是，進行 OPHI-II 常有個正式的開始與結束，開始時是介紹會談事宜，接下來問第一個問題，當完成了所有的量表和表格，跟個案核對完問題與敘述，就結束了。實際上，會談──如果進行的不錯──應該是啟動治療師與個案永續的對話，直至治療結束。

　　甚至，無論治療師會談進行得多好，仍然有可能發現，重要的資訊在正式會談中始終無法得知，新的資料可能會在個案與治療師進行治療時，或後續的討論中才出現。

　　使用過 OPHI-II 的治療師都知道，個案並不常在一開始的會談就說出重要的資料，但是在開始所得到的資料，對於之後治療過程中新資訊的發現，卻是非常重要的。比如，有個個案之前並未透露她因不識字而無法擔任工作上的新任務（工作現在改成需要閱讀的能力）的這項重要資料。在起初的會談，個案並未透露這部分，可能是因為個案還不信任治療師（她很害怕說出她是文盲的事），只

有到後來（在治療中），她才向治療師坦承這件事。

　　所以，這裡所要強調的重點是，當治療師完成了進行 OPHI-II 的各階段，仍有可能會談還不完整，而治療師不應該就認為她已經完完全全地了解個案了。反而應讓 OPHI-II 的過程繼續開放，接受新的資訊，以了解更多關於個案的生活歷程。

參考文獻

Barris, R., Oakley, F., & Kielhofner, G. (1988). The Role Checklist. In B. Hemphill (Ed.), *Mental health assessment in occupational therapy*. Thorofare, NJ: Slack.

Beer, D. (1997). There's a certain slant of light: The experience of discovery in qualitative interviewing. *The Occupational Therapy Journal of Research, 17(2),* 110-129.

Bridle, M.J., Lynch, K.B., & Quesenberry, C.M. (1990). Long term function following the central cord syndrome. *Paraplegia, 28,* 178-185.

Bruner, J. (1990). *Acts of meaning*. Cambridge, MA: Harvard University Press.

Clark, F. (1993). Eleanor Clarke Slagle Lecture: Occupation embedded in a real life: Interweaving occupational science and occupational Therapy. *American Journal of Occupational Therapy, 47,* 1067-1078.

Fossey, E. (1996). Using the Occupational Performance History Interview (OPHI): Therapist's reflections. *British Journal of Occupational Therapy, 59,* 223-227.

Gergen, K.J., & Gergen, M.M. (1983). Narratives of the self. In T.R. Sarbin & K.E. Scheibe (Eds.), *Studies in social identity*. New York: Praeger.

Gutkowski, L.E. (1992). *A generalizability study of the revised Occupational Performance History Interview,* master's thesis, University of Illinois at Chicago, Department of Occupational Therapy.

Helfrich, C., Kielhofner, G., & Mattingly, C. (1994). Volition as narrative: Understanding motivation in chronic illness. *American Journal of Occupational Therapy, 48,* 311-318.

Helfrich, C., & Kielhofner, G. (1994). Volition narratives and the meaning of therapy. *American Journal of Occupational Therapy, 48,* 319-326.

Henry, A.D., Tohen, M., Coster, W.J., & Tickle-Degnen, L. (1995). Predicting psychosocial functioning and symptomatic recovery of young adolescents and young adults following a first psychotic episode. Boston, MA, (Unpublished paper).

Jonsson, H., Kielhofner, G., & Borell, L. (1997). Anticipating retirement: The formation of narratives concerning an occupational transition. *American Journal of Occupational Therapy, 51(1),* 49-56.

Kaplan, K., & Kielhofner, G. (1989). *Occupational case analysis interview and rating scale*. Thorofare, NJ: Slack.

Kerby, A.P. (1991). *Narrative and the self*. Bloomington, IN: Indiana University Press.

Kielhofner, G. (1995). A model of human occupation: Theory and application (2nd Edition). Baltimore: Williams & Wilkins.

Kielhofner, G., Borell, L., Burke, J., Helfrich, C., & Nygaard, L. (1995). Volition subsystem. In G. Kielhofner (Ed): *A model of human occupation: theory and application, (2nd ed.)*. Baltimore: Williams & Wilkins.

Kielhofner, G., & Burke, J. (1980). A model of human occupation, part one. Conceptual framework and content. *American Journal of Occupational Therapy, 34,* 572-581.

Kielhofner, G., Harlan, B., Bauer, D., & Mauer, P. (1986). The reliability of a historical interview with physically disabled respondents. *American Journal of Occupational Therapy, 40(8),* 551-556.

Kielhofner, G., & Henry, A.D. (1988). Development and investigation of the Occupational Performance History Interview. *American Journal of Occupational Therapy, 42,* 489-498.

Kielhofner, G., Henry, A., & Walens, D. (1989). *A user's guide to the Occupational Performance History Interview.* Bethseda, MD: American Occupational Therapy Association.

Kielhofner, G., Henry, A., Walens, D., & Rogers, E.S. (1991). A generalizability study of the Occupational Performance History Interview. *Occupational Therapy Journal of Research, 11,* 292-306.

Kielhofner, G., & Mallinson, T. (1995). Gathering and reasoning with data during intervention. In G. Kielhofner (Ed), *A model of human occupation: Theory and application, (2nd ed.).* Baltimore: Williams & Wilkins.

Kielhofner, G., & Mallinson, T. (1995). Gathering narrative data through interviews: Empirical observations and suggested guidelines. *Scandinavian Journal of Occupational Therapy, 2,* 63-68.

MacIntyre, A. (1981). *After virtue: A study in moral theory.* Notre Dame, IN: University of Notre Dame Press.

Mallinson, T., & Mahaffey, L. (in press). Construct validity of the OPHI (Revised). *Canadian Journal of Occupational Therapy.*

Mallinson, T., Kielhofner, G., & Mattingly, C. (1996). Metaphor and meaning in a clinical interview. *American Journal of Occupational Therapy, 50,* 338-346.

Mattingly, C. (1991). The narrative nature of clinical reasoning. *American Journal of Occupational Therapy, 45,* 998-1005.

Moorhead, L. (1969). The occupational history. *American Journal of Occupational Therapy, 23,* 329-334.

Rogers, J. (1988). The NPI interest checklist. In B. Hemphill (Ed.). *Mental health assessment in occupational therapy.* Thorofare, NJ: Slack.

Rosenthal, G. (1993). Reconstruction of life stores: Principles of selection in generating stories for narrative biographical interviews. In R. Josselson and A. Lieblich (Eds.), *The narrative study of lives.* Newbury Park: Sage.

Watts, J.H., Kielhofner, G., Bauer, D., Gregory, M., & Valentine, D. (1986). The assessment of occupational functioning: A screening tool for use in long-term care. *American Journal of Occupational Therapy, 40,* 231-240.

Wright, B.D., & Stone, M.H. (1979). *Best test design.* Chicago: MESA.

Wright, B.D., & Masters, G.N. (1982). *Rating scale analysis.* Chicago: MESA.

第四篇

附錄

附錄 A

會談部分：問題陳列表

- 職能角色
- 日常作息
- 職能行為環境
- 活動／職業的選擇
- 重大生活事件

職能角色

　　「職能角色」的這部分，是探索組成個人生活型態的職能角色而提出的一些問題。

工作者、學生、照護者的角色

☐ 介紹一下你自己。

　　你現在有在工作嗎？

　　你現在是就學中嗎？

　　你現在是在家中照顧孩子，或是伴侶，或＿＿＿＿？

　　　　　〔或〕

　　我知道你是：員工／學生／得負責照顧你的＿＿＿＿？

　　　　〔循著目前的工作者／學生／照護者的角色問下去〕

☐ 你怎麼會〔找到這份工作／選擇這類工作或學業／負起照顧＿＿＿＿
　　的責任〕？

☐ 你的工作／學業／照護要做哪些事情？

　　　　　〔或〕

　　作為一個＿＿＿＿，你要〔為你做的事〕負什麼樣的責任？

　　這些責任／工作，你處理得如何？

　　你喜歡做這些事嗎？

☐ 你覺得最主要的，你可以從你的工作／學業中得到些什麼？

　　　　　〔或〕

　　你做這個的最主要原因是什麼？

☐ 你覺得你是什麼樣的員工／學生／照護者？

　　可以舉例說明你為什麼這麼認為嗎？

　　　　　〔或〕

　　可不可以舉一件最近發生的事，來說明你是一個怎樣的員工／父
　　母／伴侶／兒子／女兒？

〔或〕

身為一個員工／父母／伴侶／兒子／女兒，你可不可以說一件最近發生、且令你覺得引以為傲的事？

〔如果目前不是學生或工作者的角色〕

□ 過去曾經工作過嗎？

〔回答是〕你怎麼會〔找到這份工作／選擇這類工作〕？

〔及／或〕

你過去是什麼樣的員工呢？

你的工作得花你多少時間／精力呢？

對你而言，工作困難嗎？

你覺得從你的工作中得到的最主要的東西是什麼？

為什麼你不再工作／會停掉這份／這類的工作？

你的疾病／受傷／殘障對你的工作有什麼樣的影響呢？

〔回答否〕你覺得是什麼原因，使得你未曾去工作？

□ 你過去的學生經驗是如何呢？

你覺得你過去是什麼樣的學生呢？

你的學業得花你多少時間／精力呢？

對你而言，學業困難嗎？

你覺得從你的學業中得到的最主要的東西是什麼？

你念到什麼學歷？

你的疾病／受傷／殘障對你的學業有什麼樣的影響呢？

朋友、義工、業餘者、玩家，和其他角色

□ 在你的工作／學業／其他責任之外，有沒有其他任何的事占據你很多的時間精力，而且對你而言是很重要的？

〔或〕

你有沒有常做一些什麼特別的事？

〔或〕

□ 看起來，你在這_____的角色（指出所在的環境或團體）是

_____（指出一些非正式的角色，例如領導者、助人者、開心果等等）。

持家者的角色（如果目前未工作或就學）

☐ 你是住在公寓／家裡／宿舍／護理之家／其他？

還有誰跟你一起住？

你得負責做些什麼來維持你的住家／公寓／房間？

〔或〕

你們怎麼分工來維持你的住家／公寓／房間？

宗教／組織團體的參與

☐ 你有主動參加任何組織團體，或教會／寺廟的聚會嗎？

說來聽聽看。

你都做些什麼事呢？

是怎麼開始的？

☐ 為什麼會去呢？

是為了好玩還是很認真的？

日 常 作 息

　　「日常作息」的這部分包括的問題如：個人如何安排及利用時間、對日常生活作息的滿意度，和一個時段內從事的一般職能行為型態。

□描述你一週當中，平常日子都做些什麼？

　　你能否告訴我，有沒有什麼事情正好可以代表你一天生活的模式？

□週末是否有任何的不同？

　　〔回答是〕說說看。

□你滿意這樣的生活作息嗎？

　　〔回答是〕你喜歡它的什麼地方？

　　〔回答否〕你不喜歡它的什麼地方？

□如果你有一天過得很順利或是非常不順，通常那樣的一天是什麼樣子？

□你覺得什麼是你的生活作息中最重要的事？

　　你的作息可以允許你去完成這最重要的事嗎？

　　〔回答否〕是什麼重要的事，你沒辦法去做？

□你有過不同的生活作息嗎？

　　　〔或提出之前某個特別時期〕

　　在＿＿＿＿時，你的生活有什麼不同？

　　你如何比較這不同的作息情形？

　　哪一個比較好？

　　在過去，你有沒有什麼嗜好或計畫是日常作息的一部分？

□關於你的日常作息部分，有什麼重要的事最好是保持不變的？

□關於你的日常作息部分，有什麼事是你很想改變的？

□在目前，你有沒有什麼持續的嗜好或計畫是你日常作息的一部分？

　　告訴我有關＿＿＿＿的事。

　　　你多久做一次？

起初是如何開始的？

你喜歡它哪一點呢？

從它變成你日常作息的一部分，有多久了？

□ 在過去，你有沒有什麼持續的嗜好或計畫是你日常作息的一部分？

職能行為環境

「職能行為環境」這部分包括一些針對個人所處職業環境（也包含人群）的問題，還有環境對職能行為所造成的影響。

家庭

☐ 告訴我你住在哪裡？

〔或〕

我知道你住在_____。

〔或〕

〔簡介一下／告訴我關於〕你的家／公寓／房間／宿舍，大概是像什麼樣子？

你的家／公寓／房間／宿舍舒服嗎？

你有足夠的隱私嗎？

你可以在家／公寓／房間／宿舍裡四處走動去到任一個地方嗎？

那樣可以嗎？

那裡有你需要的東西，可以讓你做想要做的事嗎？

在那裡會不會無聊呢？

你喜歡周圍的環境嗎？

有沒有什麼刺激的事？

以下的部分是重複角色部分有關照護者角色的問題，如果之前已經做過就不必再重複。

☐ 你得負責做些什麼來維持你的家／公寓／房間／宿舍？

你喜歡做這些嗎？

這些事你做得來嗎？

☐ 你跟誰一起住？

〔或〕

你生活當中有哪些重要的人？

〔或〕

我知道你和_____住在一起。

你們處得如何？

你們會一起做些什麼事？

□你怎麼形容你所住的地方的概況？

〔例如〕

哪個形容詞可以描述你的家庭／住的情形：是關愛的、打鬧的、有壓力的、平靜的、亂七八糟的、忙碌的，或是無趣的？

〔或〕

告訴我家裡最近發生的一些事，可以讓我知道你住的地方大概是什麼情形。

□在家／你的家人裡有任何人讓你的生活很不好受，或給你壓力嗎？

□如果你有事需要幫忙時，你能期望你的家人／另一半／室友等等會助你一臂之力嗎？

可以舉個例子告訴我嗎？

□如果你覺得沮喪或不高興時，你能期望你的家人／另一半／室友等等會支持你嗎？

可以舉個例子告訴我嗎？

主要的生產者角色

□告訴我你工作／上學的地方的情形。

〔或〕

〔簡介一下／告訴我關於〕你的工作環境／學校，大概是像什麼樣子？

那裡可以讓你好好地念書／工作嗎？

你有足夠的隱私嗎？

在那裡你可以去到任何地方嗎？

你在那裡主要都做些什麼事？

那樣可以嗎？

那裡有你需要的東西，可以讓你做想要做的事嗎？

在那裡會不會無聊呢？

在那裡是否曾讓你感到有壓力呢？

你喜歡工作周圍的環境嗎？

☐ 你怎麼形容你工作／上學的地方的概況？

〔例如〕

哪個形容詞可以描述你的工作／上學的情境：是關愛的、打鬧的、有壓力的、平靜的、亂七八糟的、忙碌的，或是無趣的？

〔或〕

告訴我公司／學校最近發生的一些事，可以讓我知道你工作／上學的地方大概是什麼情形。

☐ 通常跟你〔在工作上／學業上〕較有互動的是哪些人？

☐ 你跟你的同事／工作夥伴／老闆／同學／老師相處得如何？

☐ 在工作上／學業上有任何人讓你工作得／上學時很不好受，或給你壓力嗎？

☐ 如果你有事需要幫忙時，你能期望你的同事／工作夥伴／老闆／同學／老師等等會助你一臂之力嗎？

可以舉個例子告訴我嗎？

☐ 如果你覺得沮喪或不高興時，你能期望你的同事／工作夥伴／老闆／同學／老師等等會給你建議或支持嗎？

可以舉個例子告訴我嗎？

休閒

☐ 你都做些什麼事來娛樂或放鬆自己？

去哪裡做這些呢？

那是個不錯的地方嗎？

你喜歡那裡的設備／氣氛嗎？

那兒適合你嗎？

你有讓你娛樂或放鬆的地方可去嗎？

□ 你通常都和誰一起去娛樂／消遣？

　 你跟他們處得如何？

□ 告訴我一些你們最近做的事，讓我了解你們在一起娛樂休閒大概
　 是什麼樣的感覺氣氛？

活動／職業的選擇

「活動／職業的選擇」這一部分包括了解個人如何做出和職能行為有關的抉擇，以及在個人抉擇背後的價值觀、興趣、個人因果觀。

□ 你怎麼會〔做這份工作／選擇這份工作或學業／得負責照顧你的父母〕？

□ 你可以去做你認為重要的事情嗎？

　〔回答是〕哪些事是你認為非常重要的？

　〔回答否〕可不可以告訴我是哪些事你沒能去做，為什麼？

　　　　　〔或〕

　　　　　哪些事你不能做？

　　　　　可以舉個例子嗎？

　　　　　可不可以告訴我最近一次，你不能去做對你來說很重要的_____事，是怎樣的情形？

□ 你曾經在人生中做過一些重要的選擇嗎？

□ 有沒有什麼事是常常阻礙著你想要的？

□ 你認為你有足夠的時間做你喜歡做的事嗎？

　〔回答是〕你有空閒時間嗎？

　　　　　如果你有一些空閒時間，你都做些什麼？

　　　　　你都做些什麼好玩的？

　　　　　你可不可以告訴我最近一次玩得很痛快是什麼時候？

　〔回答否〕為什麼覺得沒有時間呢？

　　　　　可不可以舉個例子，說說有哪一次你覺得你沒有足夠的時間做喜歡做的事？

　〔無法回答〕為什麼不再覺得生活有趣了呢？

□ 你是否曾經〔為自己訂下目標／為將來做過計畫〕？

　〔回答是〕你可以達成嗎？

〔回答是〕可不可以舉一次情形為例告訴我，你是怎樣設定目標、又如何達成它？

〔回答否〕可以告訴我有哪一次是你設定了目標，結果卻無法達成？

〔回答否〕**難道你從來不曾盼望過什麼事，或很想要完成些什麼嗎？**

〔或〕

所以你通常都怎麼下決定來完成事情的？

□**當你遇到了阻礙或困難時，你都怎麼處理呢？**

可以舉個例子嗎？

□**你覺得目前遭遇的最大挑戰是什麼呢？**

〔或指出一件已知的情境、受傷等等〕

□**你覺得你會怎樣來調適／處理_____？**

你可以舉例來說明你已經做的一些決定嗎？

重大生活事件

　　「重大生活事件」這部分包括一些關於個人生活的轉捩點、黃金時期、慘澹時期、成功，以及失敗等等的問題。

□有什麼最主要的事件或經驗造成或改變了你的生活？

　　〔或，如果這改變是明顯可知的〕

　對你來說，事情是從什麼時候開始改變的？

　　〔或，如果已知特定的事件〕

　自從_____之後，事情是怎麼改變的？

　　〔問每件發生的事〕

□告訴我有關於_____。

　發生了什麼事？

　這造成了什麼改變？

□如果去思考你的生活，你覺得什麼時候是你做得最好的時候？

　告訴我這段時期的事。

　是什麼原因讓它這麼美好？

　　　　〔或〕

　為什麼呢？是你做了什麼還是局勢使然，使它變成是你的最佳時期？

□你覺得你生活中最大的成就是什麼？

　　　　〔或〕

　告訴我你在學校或工作上（或其他職能角色上）發生過的一些你覺得很成功的事。

□你覺得生活中最慘的時候是什麼時候？

　告訴我這個時候的事。

　為什麼會這麼差呢？

　　　　〔或〕

　為什麼呢？是你做了什麼還是局勢使然，使它變成是你的最差時

期？

□ 你覺得你生活中最大的失敗是什麼？

〔或〕

告訴我你在學校或工作上（或其他職能角色上）發生過的一些你覺得很失敗的事。

□ 如果你可以使你的未來美夢成真，成為你所想要的情形，你會怎麼做？

你覺得你將來會做什麼？

〔或〕

你看得到自己的未來是什麼嗎？

是你想要的嗎？

附錄 B

會談部分：問題陳列表記錄單

- 職能角色
- 日常作息
- 職能行為環境
- 活動／職業的選擇
- 重大生活事件

職能角色

　　「職能角色」的這部分，是探索組成個人生活型態的職能角色而提出的一些問題。

工作者、學生、照護者的角色

□介紹一下你自己。

　　你現在有在工作嗎？

　　你現在是就學中嗎？

　　你現在是在家中照顧孩子，或是伴侶，或_____？

　　　　　　〔或〕
　　我知道你是：員工／學生／得負責照顧你的_____？

　　　　〔循著目前的工作者／學生／照護者的角色問下去〕
□你怎麼會〔找到這份工作／選擇這類工作或學業／負起照顧____
　　的責任〕？

□你的工作／學業／照護要做哪些事情？

〔或〕

作為一個_____，你要〔為你做的事〕負什麼樣的責任？

這些責任／工作，你處理得如何？

你喜歡做這些事嗎？

□你覺得最主要的，你可以從你的工作／學業中得到些什麼？

〔或〕

你做這個的最主要原因是什麼？

□你覺得你是什麼樣的員工／學生／照護者？

可以舉例說明你為什麼這麼認為嗎？

〔或〕

可不可以舉一件最近發生的事，來說明你是一個怎樣的員工／父母／伴侶／兒子／女兒？

〔或〕

身為一個員工／父母／伴侶／兒子／女兒，你可不可以說一件最近發生、且令你覺得引以為傲的事？

〔如果目前不是學生或工作者的角色〕

□ 過去曾經工作過嗎？

〔回答是〕你怎麼會〔找到這份工作／選擇這類工作〕？

〔及／或〕

你過去是什麼樣的員工呢？

你的工作得花你多少時間／精力呢？

對你而言，工作困難嗎？

你覺得從你的工作中得到的最主要的東西是什麼？

為什麼你不再工作／會停掉這份／這類的工作？

你的疾病／受傷／殘障對你的工作有什麼樣的影響呢？

〔回答否〕**你覺得是什麼原因，使得你未曾去工作？**

□ **你過去的學生經驗是如何呢？**

你覺得你過去是什麼樣的學生呢？

你的學業得花你多少時間／精力呢？

對你而言，學業困難嗎？

你覺得從你的學業中得到的最主要的東西是什麼？

你念到什麼學歷？

你的疾病／受傷／殘障對你的學業有什麼樣的影響呢？

朋友、義工、業餘者、玩家，和其他角色

☐在你的工作／學業／其他責任之外，有沒有其他任何的事占據你很多的時間精力，而且對你而言是很重要的？

〔或〕

你有沒有常做一些什麼特別的事？

〔或〕

☐看起來，你在這＿＿＿＿的角色（指出所在的環境或團體）是＿＿＿（指出一些非正式的角色，例如領導者、助人者、開心果等等）。

持家者的角色（如果目前未工作或就學）

☐你是住在公寓／家裡／宿舍／護理之家／其他？

還有誰跟你一起住？

你得負責做些什麼來維持你的住家／公寓／房間？

〔或〕

你們怎麼分工來維持你的住家／公寓／房間？

宗教／組織團體的參與

□你有主動參加任何組織團體，或教會／寺廟的聚會嗎？

說來聽聽看。

你都做些什麼事呢？

是怎麼開始的？

□為什麼會去呢？

是為了好玩還是很認真的？

日常作息

　　「日常作息」的這部分包括的問題如：個人如何安排及利用時間、對日常生活作息的滿意度，和一段時間內從事的一般職能行為型態。

□描述你一週當中，平常日子都做些什麼？

　　你能否告訴我，有沒有什麼事情正好可以代表你一天生活的模式？

□週末是否有任何的不同？

　　〔回答是〕說說看。

□你滿意這樣的生活作息嗎？

　　〔回答是〕你喜歡它的什麼地方？

　　〔回答否〕你不喜歡它的什麼地方？

□如果你有一天過得很順利或是非常不順，通常那樣的一天是什麼樣子？

□ 你覺得什麼是你的生活作息中最重要的事？

　你的作息可以允許你去完成這最重要的事嗎？

　〔回答否〕是什麼重要的事，你沒辦法去做？

□ 你有過不同的生活作息嗎？

　　〔或提出之前某個特別時期〕
　在_____時，你的生活有什麼不同？

　你如何比較這不同的作息情形？

　哪一個比較好？

　在過去，你有沒有什麼嗜好或計畫是日常作息的一部分？

□ 關於你的日常作息部分，有什麼重要的事最好是保持不變的？

□ 關於你的日常作息部分，有什麼事是你很想改變的？

☐在目前，你有沒有什麼持續的嗜好或計畫是你日常作息的一部分？

告訴我有關＿＿＿＿＿＿的事。

你多久做一次？

起初是如何開始的？

你喜歡它哪一點呢？

從它變成你日常作息的一部分，有多久了？

☐在過去，你有沒有什麼持續的嗜好或計畫是你日常作息的一部分？

職能行為環境

　　「職能行為環境」這部分包括一些針對個人所處職業環境（也包含人群）的問題，還有環境對職能行為所造成的影響。

家庭

□告訴我你住在哪裡？

　　　　　　　〔或〕
我知道你住在＿＿＿＿。

　　　　　　　〔或〕
〔簡介一下／告訴我關於〕你的家／公寓／房間／宿舍，大概是像什麼樣子？

你的家／公寓／房間／宿舍舒服嗎？

你有足夠的隱私嗎？

你可以在家／公寓／房間／宿舍裡四處走動去到任一個地方嗎？

　　　那樣可以嗎？

那裡有你需要的東西，可以讓你做想要做的事嗎？

在那裡會不會無聊呢？

你喜歡周圍的環境嗎？

有沒有什麼刺激的事？

以下的部分是重複角色部分有關照護者角色的問題，如果之前已經做過就不必再重複。

□你得負責做些什麼來維持你的家／公寓／房間／宿舍？

你喜歡做這些嗎？

這些事你做得來嗎？

□你跟誰一起住？

〔或〕

你生活當中有哪些重要的人？

〔或〕
我知道你和＿＿＿＿住在一起。

你們處得如何？

你們會一起做些什麼事？

□ 你怎麼形容你所住的地方的概況？

〔例如〕
哪個形容詞可以描述你的家庭／住的情形：是關愛的、打鬧的、
有壓力的、平靜的、亂七八糟的、忙碌的，或是無趣的？

〔或〕
告訴我家裡最近發生的一些事，可以讓我知道你住的地方大概是
什麼情形。

□ 在家／你的家人裡有任何人讓你的生活很不好受，或給你壓力嗎？

□ 如果你有事需要幫忙時，你能期望你的家人／另一半／室友等等
會助你一臂之力嗎？

可以舉個例子告訴我嗎？

□如果你覺得沮喪或不高興時，你能期望你的家人／另一半／室友
　等等會支持你嗎？

可以舉個例子告訴我嗎？

主要的生產者角色

□告訴我你工作／上學的地方的情形。

〔或〕

〔簡介一下／告訴我關於〕你的工作環境／學校，大概是像什麼
樣子？

那裡可以讓你好好地念書／工作嗎？

你有足夠的隱私嗎？

在那裡你可以去到任何地方嗎？

你在那裡主要都做些什麼事？

那樣可以嗎？

那裡有你需要的東西，可以讓你做想要做的事嗎？

在那裡會不會無聊呢？

在那裡是否曾讓你感到有壓力呢？

你喜歡工作周圍的環境嗎？

□你怎麼形容你工作／上學的地方的概況？

〔例如〕
哪個形容詞可以描述你的工作／上學的情境：是關愛的、打鬧的、有壓力的、平靜的、亂七八糟的、忙碌的，或是無趣的？

〔或〕
告訴我公司／學校最近發生的一些事，可以讓我知道你工作／上學的地方大概是什麼情形。

□通常跟你〔在工作上／學業上〕較有互動的是哪些人？

□你跟你的同事／工作夥伴／老闆／同學／老師相處得如何？

□在工作上／學業上有任何人讓你工作得／上學時很不好受，或給你壓力嗎？

□如果你有事需要幫忙時，你能期望你的同事／工作夥伴／老闆／同學／老師等等會助你一臂之力嗎？

可以舉個例子告訴我嗎？

□如果你覺得沮喪或不高興時，你能期望你的同事／工作夥伴／老闆／同學／老師等等會給你建議或支持嗎？

可以舉個例子告訴我嗎？

休閒

□你都做些什麼事來娛樂或放鬆自己？

去哪裡做這些呢？

那是個不錯的地方嗎？

你喜歡那裡的設備／氣氛嗎？

那兒適合你嗎？

你有讓你娛樂或放鬆的地方可去嗎？

□ 你通常都和誰一起去娛樂／消遣？

你跟他們處得如何？

□ 告訴我一些你們最近做的事，讓我了解你們在一起娛樂休閒大概
是什麼樣的感覺氣氛？

活動／職業的選擇

　　「活動／職業的選擇」這一部分包括了解個人如何做出和職能行為有關的抉擇，以及在個人抉擇背後的價值觀、興趣、個人因果觀。

□你怎麼會〔做這份工作／選擇這份工作或學業／得負責照顧你的父母〕？

□你可以去做你認為重要的事情嗎？

　〔回答是〕哪些事是你認為非常重要的？

　〔回答否〕可不可以告訴我是哪些事你沒能去做，為什麼？

　　　〔或〕
　　　哪些事你不能做？

　　　可以舉個例子嗎？

　　　可不可以告訴我最近一次，你不能去做對你來說很重要的_____事，是怎樣的情形？

□你曾經在人生中做過一些重要的選擇嗎？

□有沒有什麼事是常常阻礙著你想要的？

□你認為你有足夠的時間做你喜歡做的事嗎？

〔回答是〕**你有空閒時間嗎？**

如果你有一些空閒時間，你都做些什麼？

你都做些什麼好玩的？

你可不可以告訴我最近一次玩得很痛快是什麼時候？

〔回答否〕**為什麼覺得沒有時間呢？**

可不可以舉個例子，說說有哪一次你覺得你沒有足夠
的時間做喜歡做的事？

〔無法回答〕**為什麼不再覺得生活有趣了呢？**

□你是否曾經〔為自己訂下目標／為將來做過計畫〕？

　〔回答是〕你可以達成嗎？

　　　〔回答是〕可不可以舉一次情形為例告訴我，你是怎樣設定目標、又如何達成它？

　　　〔回答否〕可以告訴我有哪一次是你設定了目標，結果卻無法達成？

　〔回答否〕難道你從來不曾盼望過什麼事，或很想要完成些什麼嗎？

　　　〔或〕
　　　所以你通常都怎麼下決定來完成事情的？

□當你遇到了阻礙或困難時，你都怎麼處理呢？

　可以舉個例子嗎？

□你覺得目前遭遇的最大挑戰是什麼呢？

〔或指出一件已知的情境、受傷等等〕
□你覺得你會怎樣來調適／處理_____？

你可以舉例來說明你已經做的一些決定嗎？

重大生活事件

「重大生活事件」這部分包括一些關於個人生活的轉捩點、黃金時期、慘澹時期、成功，以及失敗等等的問題。

☐ 有什麼最主要的事件或經驗造成或改變了你的生活？

〔或，如果這改變是明顯可知的〕
對你來說，事情是從什麼時候開始改變的？

〔或，如果已知特定的事件〕
自從＿＿＿＿＿之後，事情是怎麼改變的？

〔問每件發生的事〕
☐ 告訴我有關於＿＿＿＿＿。

發生了什麼事？

這造成了什麼改變？

☐ 如果去思考你的生活，你覺得什麼時候是你做得最好的時候？

告訴我這段時期的事。

是什麼原因讓它這麼美好？

〔或〕

為什麼呢？是你做了什麼還是局勢使然，使它變成是你的最佳時期？

□你覺得你生活中最大的成就是什麼？

〔或〕

告訴我你在學校或工作上（或其他職能角色上）發生過的一些你覺得很成功的事。

□你覺得生活中最慘的時候是什麼時候？

告訴我這個時候的事。

為什麼會這麼差呢？

〔或〕

為什麼呢？是你做了什麼還是局勢使然，使它變成是你的最差時期？

□ **你覺得你生活中最大的失敗是什麼？**

〔**或**〕

告訴我你在學校或工作上（或其他職能角色上）發生過的一些你覺得很失敗的事。

□ **如果你可以使你的未來美夢成真，成為你所想要的情形，你會怎麼做？**

你覺得你將來會做什麼？

〔**或**〕

你看得到自己的未來是什麼嗎？

是你想要的嗎？

附錄 C

會談部分：問題流程圖

- 職能角色
- 日常作息
- 職能行為環境
- 活動／職業的選擇
- 重大生活事件

職能角色

工作者、學生、照護者的角色

介紹一下你自己。

- 你現在有在工作嗎？
- 你現在是就學中嗎？
- 你現在是在家中照顧孩子，或是伴侶，或_____？

〔或〕

我知道你是：員工／學生／得負責照顧你的_____？

循著目前的學生／工作者／照護者的角色問下去	如果目前不是學生或工作者的角色
你怎麼會〔找到這份工作／選擇這類工作或學業／負起照顧_____的責任〕？	你過去曾經工作過嗎？

是　　　否

你的工作／學業／照護要做哪些事情？

〔或〕

作為一個____，你要〔為你做的事〕負什樣的責任？

- 這些責任／工作，你處理得如何？
- 你喜歡做這些事嗎？

你怎麼會〔找到這份工作／選擇這類工作〕？

- 你過去是什麼樣的員工呢？
- 你的工作得花你多少時間／精力呢？
- 對你而言，工作困難嗎？

你覺得最主要的，你可以從你的工作／學業中得到些什麼？

〔或〕

你做這個的最主要原因是什麼？

你覺得你是什麼樣的員工／學生／照顧者？

- 可以舉例說明你為什麼這麼認為嗎？

〔或〕

- 可不可以舉一件最近發生的事，來說明你是一個怎樣的員工／父母／伴侶／兒子／女兒？

〔或〕

- 身為一個員工／父母／伴侶／兒子／女兒，你可不可以說一件最近發生、且令你覺得引以為傲的事？

- 你覺得從你的工作中得到的最主要的東西是什麼？
- 你工作多久了？
- 為什麼你不再工作／會停掉這份／這類的工作？
- 你的疾病／受傷／殘障對你的工作有什麼樣的影響呢？

你覺得是什麼原因，使得你未曾去工作？

你過去的學生經驗是如何呢？

- 你覺得你過去是什麼樣的學生呢？
- 你的學業得花你多少時間／精力呢？
- 對你而言，學業困難嗎？
- 你覺得從你的學業中得到的最主要的東西是什麼？
- 你念到什麼學歷？
- 你的疾病／受傷／殘障對你的學業有什麼樣的影響呢？

朋友、義工、業餘者、玩家，和其他角色

在你的工作／學業／其他責任之外，有沒有其他任何的事占據你很多的時間精力，而且對你而言是很重要的？

〔或〕

你有沒有常做一些什麼特別的事？

〔或〕

看起來，你在這_____的角色（指出所在的環境或團體）是____（指出一些非正式的角色，例如領導者、助人者、開心果等等）。

持家者的角色（如果目前未工作或就學）

你是住在公寓／家裡／宿舍／護理之家／其他？

• 還有誰跟你一起住？
• 你得負責做些什麼來維持你的住家／公寓／房間？

〔或〕

你們怎麼分工來維持你的住家／公寓／房間？

宗教／組織團體的參與

你有主動參加任何組織團體，或教會／寺廟的聚會嗎？

• 說來聽聽看。
• 你都做些什麼事呢？
• 是怎麼開始的？

為什麼會去呢？

• 是為了好玩還是很認真的？

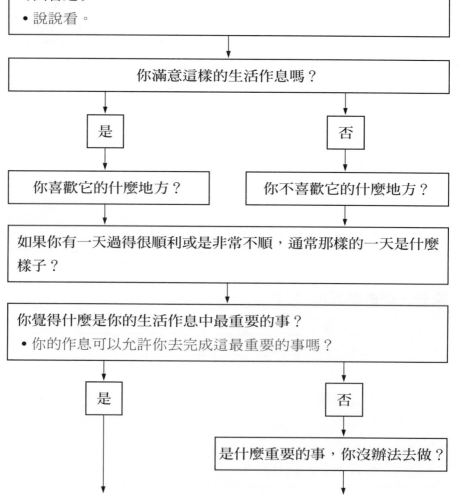

日常作息

描述你一週當中，平常日子都做些什麼？
• 你能否告訴我，有沒有什麼事情正好可以代表你一天生活的模式？
週末是否有任何的不同？
〔回答是〕
• 說說看。

你滿意這樣的生活作息嗎？

是

否

你喜歡它的什麼地方？

你不喜歡它的什麼地方？

如果你有一天過得很順利或是非常不順，通常那樣的一天是什麼樣子？

你覺得什麼是你的生活作息中最重要的事？
• 你的作息可以允許你去完成這最重要的事嗎？

是

否

是什麼重要的事，你沒辦法去做？

你有過不同的生活作息嗎？

〔或提出之前某個特別時期〕

在_____時，你的生活有怎樣的不同？

• 你如何比較這不同的作息情形？

• 哪一個比較好？

• 在過去，你有沒有什麼嗜好或計畫是你日常作息的一部分？

↓

關於你的日常作息部分，有什麼重要的事最好是保持不變的？

↓

關於你的日常作息部分，有什麼事是你很想改變的？

↓

在目前，你有沒有什麼持續的嗜好或計畫是你日常作息的一部分？

• 告訴我有關_____的事。

• 你多久做一次？

• 起初是如何開始的？

• 你喜歡它哪一點呢？

• 從它變成你日常作息的一部分，有多久了？

↓

在過去，你有沒有什麼持續的嗜好或計畫是你日常作息的一部分？

職能行為環境

家庭

告訴我你住在哪裡？

　　〔或〕

我知道你住在＿＿＿＿。

　　〔或〕

〔簡介一下／告訴我關於〕你的家／公寓／房間／宿舍，大概是像什麼樣子？

- 你的家／公寓／房間／宿舍舒服嗎？
- 你有足夠的隱私嗎？
- 你可以在家／公寓／房間／宿舍裡四處走動去到任一個地方嗎？
  那樣可以嗎？
  那裡有你需要的東西，可以讓你做想要做的事嗎？
- 在那裡會不會無聊呢？
- 你喜歡周圍的環境嗎？
  有沒有什麼刺激的事？

以下的部分是重複角色部分有關照護者角色的問題，如果之前已經做過就不必再重複。

你需要負責做些什麼來維持你的家／公寓／房間／宿舍？

- 你喜歡做這些嗎？
- 這些事你做得來嗎？

你跟誰一起住？

　　〔或〕

你生活當中有哪些重要的人？

　　〔或〕

我知道你和＿＿＿＿住在一起。

• 你們處得如何？

• 你們會一起做些什麼事呢？

你怎麼形容你所住的地方的概況？

　　〔例如〕

哪個形容詞比較可以描述你的家庭／住的情形：是關愛的、打鬧的、有壓力的、平靜的、亂七八糟的、忙碌的，或是無趣的？

　　〔或〕

告訴我家裡最近發生的一些事，可以讓我知道你住的地方大概是什麼情形。

在家／你的家人裡有任何人讓你的生活很不好受，或給你壓力嗎？

如果你有事需要幫忙時，你能期望你的家人／另一半／室友等等會助你一臂之力嗎？

• 可以舉個例子告訴我嗎？

如果你覺得沮喪或不高興時，你能期望你的家人／另一半／室友等等會支持你嗎？

• 可以舉個例子告訴我嗎？

主要的生產者角色

告訴我你工作／上學的地方的情形。

〔或〕

〔簡介一下／告訴我關於〕你的工作環境／學校，大概是像什麼樣子？

- 那裡可以讓你好好地念書／工作嗎？
- 你有足夠的隱私嗎？
- 在那裡你可以去到任何地方嗎？
- 你在那裡主要都做些什麼事？
  那樣可以嗎？
  那裡有你需要的東西，可以讓你做想要做的事嗎？
- 在那裡會不會無聊呢？
- 在那裡是否曾讓你感到有壓力呢？
- 你喜歡工作周圍的環境嗎？

你怎麼形容你工作／上學的地方的概況？

〔例如〕

哪個形容詞可以描述你的工作／上學的情況：是關愛的、打鬧的、有壓力的、平靜的、亂七八糟的、忙碌的，或是無趣的？

〔或〕

告訴我公司／學校最近發生的一些事，可以讓我知道你工作／上學的地方大概是什麼情形。

通常跟你〔在工作上／學業上〕較有互動的是哪些人？

你跟你的同事／工作夥伴／老闆／同學／老師相處得如何？

在工作上／學業上有任何人讓你工作得／上學時很不好受，或給你壓力嗎？

如果你有事需要幫忙時，你能期望你的同事／工作夥伴／老闆／同學／老師等等會助你一臂之力嗎？

• 可以舉個例子告訴我嗎？

如果你覺得沮喪或不高興時，你能期望你的同事／工作夥伴／老闆／同學／老師等等會給你建議或支持嗎？

• 可以舉個例子告訴我嗎？

休閒

你都做些什麼事來娛樂或放鬆自己？

• 去哪裡做這些呢？

   那是個不錯的地方嗎？

   你喜歡那裡的設備／氣氛嗎？

   那兒適合你嗎？

• 你有讓你娛樂或放鬆的地方可去嗎？

你通常都和誰一起去娛樂／消遣？

• 你跟他們處得如何？

告訴我一些你們最近做的事，讓我了解你們在一起娛樂休閒大概是什麼樣的感覺氣氛？

活動／職業的選擇

你怎麼會〔做這份工作／選擇這份工作或學業／
得負責照顧你的父母〕？

↓

你可以去做你認為重要的事情嗎？

是 　　　　　　　　　　　　　否

哪些事是你認為非常重要的？

可不可以告訴我是哪些事你
沒能去做，為什麼？
〔或〕
哪些事你不能做？
- 可以舉個例子嗎？
- 可不可以告訴我最近一
  次，你不能去做對你來說
  很重要的＿＿＿＿事，是怎
  樣的情形？

你曾經在人生中做過一些重要的選擇嗎？

有沒有什麼事是常常阻礙著你想要的？

你認為你有足夠的時間做你喜歡做的事嗎？

是 | 否

你有空閒時間嗎？
- 如果你有一些空閒時間，你都做些什麼？
- 你都做些什麼好玩的？
- 你可不可以告訴我最近一次玩得很痛快是什麼時候？

為什麼覺得沒有時間呢？
- 可不可以舉個例子，說說有哪一次你覺得你沒有足夠時間做喜歡做的事？

無法回答

為什麼不再覺得生活有趣了呢？

你是否曾經〔為自己訂下目標／為將來做過計畫〕？

是 | 否

你可以達成嗎？
〔回答是〕可不可以舉一次情形為例告訴我，你是怎樣設定目標、又如何達成它？
〔回答否〕可以告訴我有哪一次是你設定了目標結果卻無法達成？

難道你從來不曾盼望過什麼事，或很想要完成些什麼嗎？
〔或〕
所以你通常都怎麼下決定來完成事情的？

當你遇到了阻礙或困難時，你都怎麼處理呢？

• 可以舉個例子嗎？

你覺得目前遭遇的最大挑戰是什麼呢？

〔或指出一件已知的情境、受傷等等〕

你覺得你會怎樣來調適／處理_____？

• 你可以舉例來說明你已經做的一些決定嗎？

重大生活事件

有什麼最主要的事或經驗造成或改變了你的生活？

〔或，如果這改變是明顯可知的〕

對你來說，事情是從什麼時候開始改變的？

〔或，如果已知特定的事件〕

自從_____之後，事情是怎麼改變的？

〔問每件發生的事〕

告訴我有關於_____。

• 發生了什麼事？

• 這造成了什麼改變？

如果去思考你的生活，你覺得什麼時候是你做得最好的時候？

• 告訴我這段時期的事。

• 是什麼原因讓它這麼美好？

〔或〕

• 為什麼呢？是你做了什麼還是局勢使然，使它變成是你的最佳時期？

你覺得你生活中最大的成就是什麼？

〔或〕

告訴我你在學校或工作上（或其他職能角色上）發生過的一些你覺得很成功的事。

你覺得生活中最慘的時候是什麼時候？

• 告訴我這個時候的事。

• 為什麼會這麼差呢？

〔或〕

• 為什麼呢？是你做了什麼還是局勢使然，使它變成是你的最差時期？

你覺得你生活中最大的失敗是什麼？

〔或〕

告訴我你在學校或工作上（或其他職能角色上）發生過的一些你覺得很失敗的事。

如果你可以使你的未來美夢成真，成為你所想要的情形，你會怎麼做？

• 你覺得你將來會做什麼？

〔或〕

• 你看得到自己的未來是什麼嗎？

• 是你想要的嗎？

附錄 D

會談部分：關鍵字句流程圖

關鍵字句流程圖

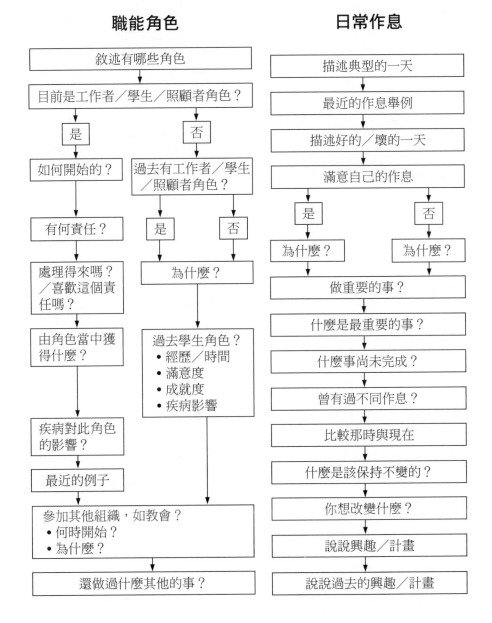

職能角色

敘述有哪些角色

目前是工作者／學生／照顧者角色？

是　　　　　否

如何開始的？　　　過去有工作者／學生／照顧者角色？

有何責任？　　　是　　　否

處理得來嗎？／喜歡這個責任嗎？　　　為什麼？

由角色當中獲得什麼？

過去學生角色？
• 經歷／時間
• 滿意度
• 成就度
• 疾病影響

疾病對此角色的影響？

最近的例子

參加其他組織，如教會？
• 何時開始？
• 為什麼？

還做過什麼其他的事？

日常作息

描述典型的一天

最近的作息舉例

描述好的／壞的一天

滿意自己的作息

是　　　　　否

為什麼？　　　為什麼？

做重要的事？

什麼是最重要的事？

什麼事尚未完成？

曾有過不同作息？

比較那時與現在

什麼是該保持不變的？

你想改變什麼？

說說興趣／計畫

說說過去的興趣／計畫

職能行為環境

家庭

描述你的家
- 隱私性
- 方便性
- 型態
- 資源
- 滿意度

↓

居家的維持

↓

描述其他的人與互動情形

↓

最大的成就？

↓

可得到支持／協助？

主要生產性角色

描述你主要的生產性角色
- 隱私性
- 方便性
- 型態
- 資源
- 滿意度

↓

描述工作同仁與互動情形（包含壓力與支持的情形）

休閒

做什麼？在哪裡？什麼時候？和誰去？

↓

最近的休閒活動舉例

活動／職業的選擇

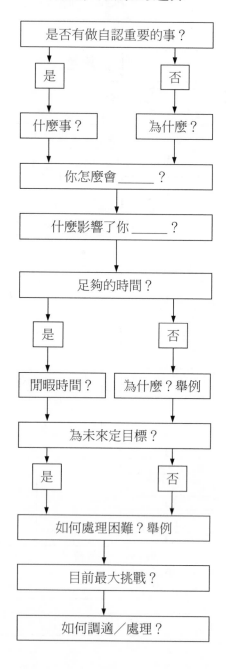

是否有做自認重要的事？

是 → 什麼事？

否 → 為什麼？

↓

你怎麼會 ＿＿＿＿ ？

↓

什麼影響了你 ＿＿＿＿ ？

↓

足夠的時間？

是 → 閒暇時間？

否 → 為什麼？舉例

↓

為未來定目標？

是　　否

↓

如何處理困難？舉例

↓

目前最大挑戰？

↓

如何調適／處理？

重大生活事件

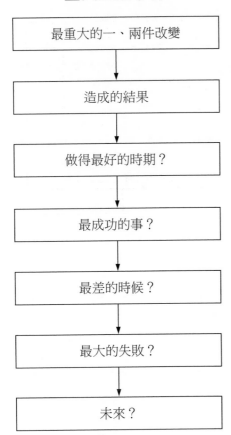

附錄 E

會談部分：補充重點記錄表

OPHI-II 補充重點表會談主題範疇

職能角色

_____

_____

_____

_____

_____

_____

_____

_____

日常作息

_____

_____

_____

_____

_____

_____

_____

_____

職能行為環境

_____

_____

_____

_____

_____

_____

_____

活動／職業的選擇

_____

_____

_____

_____

_____

_____

_____

_____

重大生活事件

_____

_____

_____

_____

_____

_____

_____

_____

_____

_____

_____

附錄 F

評分量表

- 職能認同量表
- 職能能力量表
- 職能行為環境量表

【職能認同量表】

項目	評分	評分標準	備註
擁有個人目標和計畫	4	□目標或個人計畫能挑戰、延伸或要求個人去努力 □對目標或個人計畫覺得躍躍欲試、興奮	
	3	□目標或個人計畫符合個人能力和限制 □有足以克服未來疑慮或挑戰的慾望 □有動機去實踐目標或個人計畫	
	2	□目標和期望中的計畫低估或高估了自身能力 □對實踐目標或個人計畫不是很有動機 □思考目標、個人計畫和未來有困難 □承諾、興致或動機不足	
	1	□不能確認目標或個人計畫 □個人目標和想做的事以其能力是無法達成的 □目標與自身能力與限制較少或幾乎無關 □對未來缺乏承諾或動機 □因為目標或計畫相衝突、過多而無動機	
確認渴望的職能生活型態	4	□對現有生活型態有高度承諾 □對如何生活有強烈的感受 □對未來的生活型態有強烈偏好 □能確認出一個或多個很有意義的職能活動 □對時間安排的先後順序有清楚的概念	
	3	□能確認想要的未來生活型態，但仍有一些懷疑和不滿足 □對時間安排的先後順序有適當的概念 □能確認出一個或多個尚屬重要、有意義的職能 □基本上對現有職能生活型態感到快樂	

4 分＝職能功能表現極為良好；3 分＝職能功能表現良好、適當、令人滿意；

2 分＝職能功能表現有些失常；1 分＝職能功能表現極度失常

（續表）

	2	□ 對確認出渴望的未來職能生活型態有困難 □ 主要的不安和不滿來自現有職能生活型態 □ 對時間安排的先後順序有困難 □ 對確認有意義的職能感到困難，喪失熱忱	
	1	□ 對現有生活型態和例行生活感覺極端不快樂 □ 不能確認有意義的未來生活型態 □ 不能找出欣喜和充實的職能活動 □ 不能想像如何規劃安排時間	
期待成功	4	□ 對克服障礙／限制／失敗非常有信心 □ 期待接受挑戰 □ 對個人的效力有強烈信念 □ 對生活方向有掌控感 □ 情境失控時能接受且不氣餒	
	3	□ 對克服障礙／限制／失敗維持適當的信心 □ 面對挑戰時能夠懷抱成功的希望 □ 期待在多方面成功 □ 對個人效力有適當的信念	
	2	□ 懷疑自己自我控制／面對障礙／限制／失敗的能力 □ 對成功的期待感到不確定 □ 難以維持克服障礙／限制／失敗的信心 □ 面對挑戰時容易感到沮喪	
	1	□ 對自己的表現潛能抱持悲觀態度 □ 覺得無助 □ 覺得無法自我掌控 □ 對影響結果的能力感覺無望 □ 放棄去面對障礙／限制／失敗	

4 分＝職能功能表現極為良好；3 分＝職能功能表現良好、適當、令人滿意；
2 分＝職能功能表現有些失常；1 分＝職能功能表現極度失常

（續表）

承擔責任	4	☐為個人行動承擔合理的責任 ☐尋求／運用回饋促使個人進步	
	3	☐為大部分個人行為承擔責任 ☐不會過度自責或批評 ☐可使用回饋來修正策略	
	2	☐傾向逃避個人行為的責任 ☐失敗時怪罪他人或環境 ☐過度自我批評 ☐對外來的回饋傾向去否認／容易被擊倒	
	1	☐對失敗不負責任或很少負責 ☐長期地自我否定 ☐逃避或無法有效地應用外來回饋 ☐長期用他人或環境作藉口來逃避責任	
評價能力 和限制	4	☐在強調自身優點時，同時了解並接受缺點 ☐知道如何彌補缺陷 ☐在職能選擇及努力時能實際地評估自己的能力	
	3	☐認知自己的一些限制 ☐在合理的範圍內高估或低估缺陷 ☐在職能選擇時對自己的能力／缺陷有適當的認知	
	2	☐因為高估或低估自我能力而導致不適當的職能選擇 ☐難以認知／以能力彌補缺陷	
	1	☐無法實際地估計自己的能力 ☐難以認知／以能力彌補缺陷	

4分＝職能功能表現極為良好；3分＝職能功能表現良好、適當、令人滿意；
2分＝職能功能表現有些失常；1分＝職能功能表現極度失常

（續表）

具有承諾感和價值觀	4	□強烈地感受到生活之重要因子，並據以影響決定 □對人生的目標／方向有強烈的承諾感 □生活有明確的個人標準而能正向地看待自己	
	3	□能指出影響職能決定的一些價值觀 □對人生方向和目標有適度的承諾 □有個人標準／原則而可適當地看待自己	
	2	□價值衝突限制了職能選擇 □不確定生活的目標和方向 □擁有和個人的社會團體／社會不同的價值觀	
	1	□疏離／缺乏承諾和職能選擇 □不能找到值得投注的事，不能感受到生活的方向和目標 □不能認同社會團體／社會的價值 □擁有偏離社會團體／社會異離的價值觀	
確認自我認同和職責	4	□了解自己扮演多個角色 □從各種角色中獲得強烈的認同感 □對角色有強烈的承諾	
	3	□了解自己扮演一個（或以上）的角色 □從角色中得到適當的認同 □對角色有承諾	
	2	□難以認清自己扮演一個（或以上）的角色 □勉強地執行對角色的承諾 □想維持某些角色，但無法認同這些角色的職責 □微弱的角色認同	
	1	□無法認同任何職能角色 □認同偏差的角色 □缺乏對角色的承諾	

4 分＝職能功能表現極為良好；3 分＝職能功能表現良好、適當、令人滿意；
2 分＝職能功能表現有些失常；1 分＝職能功能表現極度失常

（續表）

擁有興趣	4	☐ 強烈地被一或多個職能活動吸引而做出選擇 ☐ 興趣能促進能力／機會	
	3	☐ 有足夠的興趣引導選擇 ☐ 被能力／機會相當的職能吸引	
	2	☐ 難以確認興趣 ☐ 對能力相當的職能活動沒什麼興趣 ☐ 興趣和具備的技巧／機會不太一致	
	1	☐ 不能確認興趣 ☐ 個人興趣與具備的技巧／機會無關	
覺得有影響力（過去的情形）	4	☐ 強烈的個人責任感 ☐ 遭遇挑戰時，期待成功	
	3	☐ 被交付責任時覺得能勝任 ☐ 遭遇挑戰時覺得成功是有希望的	
	2	☐ 被交付責任時覺得不太能勝任 ☐ 遭遇挑戰時覺得氣餒	
	1	☐ 缺乏責任感 ☐ 感到無望	
在生活型態中，找到意義和滿足感（過去的情形）	4	☐ 對過去的生活型態感覺極為快樂 ☐ 在生活中找到高度的滿足／意義 ☐ 有強烈的職能認同	
	3	☐ 對生活角色大致感覺愉快，但希望有些部分能改變 ☐ 有一些有意義的／滿意的職能經驗	

4分＝職能功能表現極為良好；3分＝職能功能表現良好、適當、令人滿意；
2分＝職能功能表現有些失常；1分＝職能功能表現極度失常

（續表）

	2	☐ 對生活角色感到有些不愉快 ☐ 對確認興趣有些困難 ☐ 對尋找生活的意義／滿足有困難	
	1	☐ 對生活角色感到極度不愉快 ☐ 無法確認自己的興趣 ☐ 無法找到人生的意義	
做出職能決定（過去的情形）	4	☐ 一直努力投入有意義的生活且被它激勵 ☐ 對追求自我的人生做了絕佳的職能選擇 ☐ 過去的職能選擇是可實現的	
	3	☐ 被有意義的人生適度地激起動機 ☐ 做了適度的職能選擇，追求自我的人生	
	2	☐ 難以確定／承諾人生 ☐ 曾做出妨礙追求人生故事的職能選擇 ☐ 過去的人生故事導致負面的職能選擇	
	1	☐ 人生故事不能激發動機（例如，可能是悲傷的或想像自己是個受害者） ☐ 無法想像自己的人生故事 ☐ 避免做選擇／做出很差的職能選擇	

4 分＝職能功能表現極為良好；3 分＝職能功能表現良好、適當、令人滿意；
2 分＝職能功能表現有些失常；1 分＝職能功能表現極度失常

【職能能力量表】

項目	評分	評分標準	備註
維持令自己滿意的生活型態	4	□參與滿意的角色／個人計畫／習慣，且於個人認同或經驗上獲益良多 □生活型態直接與重要價值和目標相關 □以多樣的角色和個人計畫充實生活 □生活型態表現出強烈的人生方向和意義	
	3	□參與能提供認同和滿足的角色／個人計畫 □生活型態透露出一些重要的個人價值和目標 □生活中的角色／個人計畫基本上達到平衡而充實生活 □生活型態大致上表現出人生方向和意義	
	2	□難以維持和完成一些角色／個人計畫／活動 □難以用適當的角色／個人計畫／活動充實生活 □充滿壓力的生活型態，有太多要求和優先要做的事 □生活型態缺乏清楚的人生方向和意義 □在角色／個人計畫／責任上，彼此有衝突或不一致的狀況	
	1	□被與角色／個人計畫有關的責任壓垮 □在角色／個人計畫上一直失敗 □缺少角色／個人計畫／責任來充實生活 □生活型態中缺乏人生的方向和意義	

4 分＝職能功能表現極為良好；3 分＝職能功能表現良好、適當、令人滿意；
2 分＝職能功能表現有些失常；1 分＝職能功能表現極度失常

（續表）

滿足角色期望	4	□在任何角色都極力去符合角色義務 □角色的義務／要求符合高度生產性的生活型態	
	3	□大致符合幾個角色的義務 □角色的義務／要求大體上足以維持持續的成就感	
	2	□（因為過度的角色要求／能力不足）滿足角色期待的困難偶爾出現／日益增加 □過少的角色義務而不足以維持持續的成就感	
	1	□不能符合主要人生角色的要求 □因為失能而完全喪失主要的人生角色 □幾乎／完全沒有角色期待而缺乏成就的機會	
朝目標努力	4	□集中精力致力於目標的達成 □持續地達到／超越目標 □預期何時和如何重新設定目標以期有最好的生產力／滿足感	
	3	□有規律地持續努力以達成目標 □達到／幾乎達到大多數的目標 □在環境要求下，可以重新調整目標和努力的方向	
	2	□疾病時有時無地／部分地干擾目標的達成 □偶爾喪失對目標的專注或承諾 □目標明顯地受到疾病影響 □達到目標的進展不穩定 □有時候堅持去追求無法達成的目標	
	1	□疾病或傷害使目標無法實現 □不能長時間地專注於特定目標／持續努力 □放棄目標 □掙扎於無法達成的目標因而導致長期的挫敗	

4分＝職能功能表現極為良好；3分＝職能功能表現良好、適當、令人滿意；
2分＝職能功能表現有些失常；1分＝職能功能表現極度失常

（續表）

	4	☐表現達到個人高度期望的水準	
	3	☐因為某些過度的個人標準，個人的表現和期望僅大致上符合 ☐因為一些能力上的限制，個人的表現和期望僅大致上符合	
符合個人表現標準	2	☐因為過多的個人期待，使得個人成就和標準的差距漸漸拉大，導致自我懷疑 ☐因為明顯的限制或能力減低，使得個人成就和標準的差距漸漸拉大，導致自我懷疑	
	1	☐因追求完全不切實際的個人期待而有長期的困難 ☐重大能力缺失阻礙標準的達成	
	4	☐良好的例行事務安排以迅速達成責任／目標 ☐從容地調整例行事務，並能以創新的方式回應責任／環境變遷 ☐例行事務安排展現了高適應性的因應策略	
組織時間以應付責任	3	☐以一貫的例行事務完成大部分責任／目標 ☐當責任和環境改變時，大致上能夠調整例行事務 ☐例行事務安排大致可展現適應性的因應策略	
	2	☐安排例行事務以滿足多種責任／改變的環境時，有重大的困難 ☐目標／責任太少以致無法形成一個具適應性的例行事務 ☐例行事務中包含了適應不良的行為／因應策略	

4 分＝職能功能表現極為良好；3 分＝職能功能表現良好、適當、令人滿意；
2 分＝職能功能表現有些失常；1 分＝職能功能表現極度失常

（續表）

	1	☐完全無組織的／混亂的事務安排 ☐無法安排好基本自我照顧的例行事務 ☐無法調整例行事務以因應新情境 ☐例行事務中包含極端非適應性的行為，例如物質濫用、負向的因應策略	
參與有興趣的活動	4	☐熱切地從事一或多個有興趣的活動，並獲得滿足 ☐能從容地嘗試／尋找新的興趣	
	3	☐持續地參與有興趣的活動，並獲得合理的滿足 ☐大致上能嘗試／尋找新的興趣	
	2	☐非持續地參與有興趣的事 ☐對參與有強烈興趣的活動有安排時間／精力上的困難 ☐疾病妨礙／降低了對過去有興趣的活動之投入 ☐難以從嘗試新的興趣／調整興趣／從新的或調整過的興趣中得到滿足	
	1	☐幾乎／完全不從事有興趣的事 ☐幾乎／完全沒有時間或精力參與感興趣的活動 ☐疾病／創傷強烈干擾／妨礙參與過去的興趣活動 ☐完全無法嘗試／調整新的興趣	
實踐角色 （過去的情形）	4	☐有能力實踐適合發展階段的角色 ☐能夠平衡多種角色的要求	
	3	☐大體上可維持適合發展階段的角色 ☐大致能平衡多種角色的要求	

4分＝職能功能表現極為良好；3分＝職能功能表現良好、適當、令人滿意；
2分＝職能功能表現有些失常；1分＝職能功能表現極度失常

（續表）

	2	☐平衡角色間的需求曾有困難 ☐曾經出現應付角色的困難 ☐曾有變動性／不一致的角色表現 ☐曾有角色衝突	
	1	☐在一或多個生活角色上曾有重大的失敗 ☐有角色空窗期 ☐在處理數個／所有角色上有重大困難	
維持習慣 （過去的 情形）	4	☐因應發展階段／目標，能夠維持高度有組織的 　例行生活安排 ☐維持高滿意度／高生產力的日常生活時間表	
	3	☐大致上維持有組織、具生產力的日常生活時間 　表 ☐因應發展階段／目標，能維持適當的例行生活 　安排	
	2	☐日常作息不固定 ☐因應發展階段／目標的例行事務組織不良 ☐曾有日常生活嚴重失序的時期	
	1	☐維持例行事務上曾出現嚴重的問題 ☐例行事務的型態不能符合發展階段／目標 ☐相對於發展階段／目標而言，曾有混亂的生活 　型態 ☐曾經無法執行例行事務 ☐曾有明顯的偏差生活型態	

4分＝職能功能表現極為良好；3分＝職能功能表現良好、適當、令人滿意；
2分＝職能功能表現有些失常；1分＝職能功能表現極度失常

（續表）

獲致滿足 （過去的 情形）	4	☐由成就／目標達成／過去生活型態中獲得高度 　滿足感 ☐在工作、休息和遊憩間有良好的平衡	
	3	☐大致上達到重要的人生目標 ☐大致上在工作、休息和遊憩間可取得平衡 ☐生活型態大致上是令人感到愉快的 ☐大致上能維持／貫徹目標	
	2	☐對生活型態曾有明顯的不滿 ☐在工作、休息和遊憩間有些不平衡 ☐重大的失敗減低／遮蓋了成就 ☐失去主要的興趣或目標，且沒有再發展替代的 　事務 ☐貫徹目標有困難	
	1	☐疾病／創傷明顯地妨礙目標／興趣的從事和達 　成 ☐對生活型態有強烈的挫敗／不滿 ☐因重大挫敗導致不滿 ☐在工作、休息和遊憩間無法取得平衡	

4分＝職能功能表現極為良好；3分＝職能功能表現良好、適當、令人滿意；
2分＝職能功能表現有些失常；1分＝職能功能表現極度失常

【職能行為環境量表】

項目	評分	評分標準	備註
家庭生活的職能形式（任務）	4	☐ 物質上的 ☐ 認知上的 ｝要求／機會能挑戰或刺激興趣和能力 ☐ 情緒上的 ☐ 所需的時間／努力極能符合個案可付出的時間和精力	
	3	☐ 物質上的 ☐ 認知上的 ｝要求／機會大致上符合興趣和能力 ☐ 情緒上的 ☐ 所需的時間／努力大致上能符合個案可付出的時間和精力	
	2	☐ 物質上的 ☐ 認知上的 ｝要求／機會有點不配合興趣和能力 ☐ 情緒上的 ☐ 所需的時間／努力有點符合個案可付出的時間和精力	
	1	☐ 物質上的 ☐ 認知上的 ｝要求／機會不符合興趣和能力 ☐ 情緒上的 ☐ 所需的時間／努力不能符合個案可付出的時間和精力	
主要生產性角色的職能形式（任務）	4	☐ 物質上的 ☐ 認知上的 ｝要求／機會能挑戰或刺激興趣和能力 ☐ 情緒上的 ☐ 所需的時間／努力極能符合個案可付出的時間和精力	

4 分＝職能功能表現極為良好；3 分＝職能功能表現良好、適當、令人滿意；
2 分＝職能功能表現有些失常；1 分＝職能功能表現極度失常

（續表）

	3	☐物質上的 ☐認知上的 ⎬ 要求／機會大致上符合興趣和能力 ☐情緒上的 ☐所需的時間／努力大致上能符合個案可付出的時間和精力	
	2	☐物質上的 ☐認知上的 ⎬ 要求／機會有點不配合興趣和能力 ☐情緒上的 ☐所需的時間／努力有點符合個案可付出的時間和精力	
	1	☐物質上的 ☐認知上的 ⎬ 要求／機會不符合興趣和能力 ☐情緒上的 ☐所需的時間／努力不能符合個案可付出的時間和精力	
休閒的職能形式 （任務）	4	☐物質上的 ☐認知上的 ⎬ 要求／機會能挑戰或刺激興趣和能力 ☐情緒上的 ☐所需的時間／努力極能符合個案可付出的時間和精力	
	3	☐物質上的 ☐認知上的 ⎬ 要求／機會大致上符合興趣和能力 ☐情緒上的 ☐所需的時間／努力大致上能符合個案可付出的時間和精力	
	2	☐物質上的 ☐認知上的 ⎬ 要求／機會有點不配合興趣和能力 ☐情緒上的 ☐所需的時間／努力有點符合個案可付出的時間和精力	

4 分＝職能功能表現極為良好；3 分＝職能功能表現良好、適當、令人滿意；
2 分＝職能功能表現有些失常；1 分＝職能功能表現極度失常

（續表）

	1	☐ 物質上的 ☐ 認知上的　⎫ ☐ 情緒上的　⎬ 要求／機會不符合興趣和能力 ☐ 所需的時間／努力不能符合個案可付出的時間和精力
家庭生活中的社交團體	4	☐ 提供的互動／合作的機會與期待能支持最理想的功能 ☐ 情緒和實際的氣氛能提高功能／因應方式 ☐ 其他人會讚許其技巧／貢獻／努力
	3	☐ 與他人間必須的互動／合作關係大致上能支持正向的功能 ☐ 情緒和實際的氣氛能支持功能／因應方式 ☐ 其他人可注意到其技巧／貢獻／努力
	2	☐ 互動／合作的要求太多或太少以致限制了功能 ☐ 情緒和實際的氣氛降低了功能／因應方式 ☐ 其他人無法認可其技巧／貢獻／努力
	1	☐ 互動／合作關係不存在／不合理／有衝突 ☐ 情緒和實際的氣氛導致極度的調適失能／因應失當 ☐ 其他人忽視／貶抑其技巧／貢獻／努力 ☐ 自己對影響事情結果的能力感到無助
主要生產性角色的社交團體	4	☐ 提供的互動／合作的機會／期待能支持最理想的功能 ☐ 情緒和實際的氣氛能提高功能／因應方式 ☐ 其他人會讚許其技巧／貢獻／努力
	3	☐ 與他人間必須的互動／合作關係大致上能支持正向的功能 ☐ 情緒和實際的氣氛能支持功能／因應方式 ☐ 其他人可注意到其技巧／貢獻／努力

4 分＝職能功能表現極為良好；3 分＝職能功能表現良好、適當、令人滿意；
2 分＝職能功能表現有些失常；1 分＝職能功能表現極度失常

（續表）

	2	☐互動／合作的要求太多或太少以致限制了功能 ☐情緒和實際的氣氛降低了功能／因應方式 ☐其他人無法認可其技巧／貢獻／努力	
	1	☐互動／合作關係不存在／不合理／有衝突 ☐情緒和實際的氣氛導致極度的調適失能／因應失當 ☐其他人忽視／貶抑其技巧／貢獻／努力 ☐自己對影響事情結果的能力感到無助	
休閒的社交團體	4	☐提供的互動／合作的機會／期待能支持最理想的功能 ☐情緒和實際的氣氛能提高功能／因應方式 ☐其他人會讚許其技巧／貢獻／努力	
	3	☐與他人間必須的互動／合作關係大致上能支持正向的功能 ☐情緒和實際的氣氛能支持功能／因應方式 ☐其他人可注意到其技巧／貢獻／努力	
	2	☐互動／合作的要求太多或太少以致限制了功能 ☐情緒和實際的氣氛降低了功能／因應方式 ☐其他人無法認可其技巧／貢獻／努力	
	1	☐互動／合作關係不存在／不合理／有衝突 ☐情緒和實際的氣氛導致極度的調適失能／因應失當 ☐其他人忽視／貶抑其技巧／貢獻／努力 ☐自己對影響事情結果的能力感到無助	

4分＝職能功能表現極為良好；3分＝職能功能表現良好、適當、令人滿意；
2分＝職能功能表現有些失常；1分＝職能功能表現極度失常

（續表）

家庭生活中的自然空間、物件和資源	4	環境和物件方面 {	□完全可及 □安全且只有極少的危險 □具備（想要的）隱私性 □非常舒適 □非常具啓發性／意義性 □充裕／具支持性	
	3	環境和物件方面 {	□大多具有可及性 □大致安全（具中度危險性） □具適度的隱私性 □具適度的舒適性 □具適度啓發性／意義性 □具適度的支持性	
	2	環境和物件方面 {	□略具可及性 □不安全（明顯危險性） □有些干擾性 □有些不舒適 □有些無啓發性／無意義 □有些不具支持性	
	1	環境和物件方面 {	□不具可及性 □不安全（高度危險性） □無隱私性 □非常不舒適 □無啓發性／缺乏意義 □完全匱乏	

4分＝職能功能表現極為良好；3分＝職能功能表現良好、適當、令人滿意；
2分＝職能功能表現有些失常；1分＝職能功能表現極度失常

（續表）

主要生產性角色的自然空間、物件和資源	4	環境和物件方面 { □完全可及 □安全且只有極少的危險 □具備（想要的）隱私性 □非常舒適 □非常具啓發性／意義性 □充裕／具支持性	
	3	環境和物件方面 { □大多具有可及性 □大致安全（具中度危險性） □具適度的隱私性 □具適度的舒適性 □具適度啓發性／意義性 □具適度的支持性	
	2	環境和物件方面 { □略具可及性 □不安全（明顯危險性） □有些干擾性 □有些不舒適 □有些無啓發性／無意義 □有些不具支持性	
	1	環境和物件方面 { □不具可及性 □不安全（高度危險性） □無隱私性 □非常不舒適 □無啓發性／缺乏意義 □完全匱乏	

4 分＝職能功能表現極為良好；3 分＝職能功能表現良好、適當、令人滿意；
2 分＝職能功能表現有些失常；1 分＝職能功能表現極度失常

（續表）

休閒活動的自然空間、物件和資源	4	環境和物件方面	□完全可及 □安全且只有極少的危險 □具備（想要的）隱私性 □非常舒適 □非常具啓發性／意義性 □充裕／具支持性	
	3	環境和物件方面	□大多具有可及性 □大致安全（具中度危險性） □具適度的隱私性 □具適度的舒適性 □具適度啓發性／意義性 □具適度的支持性	
	2	環境和物件方面	□略具可及性 □不安全（明顯危險性） □有些干擾性 □有些不舒適 □有些無啓發性／無意義 □有些不具支持性	
	1	環境和物件方面	□不具可及性 □不安全（高度危險性） □無隱私性 □非常不舒適 □無啓發性／缺乏意義 □完全匱乏	

4 分＝職能功能表現極為良好；3 分＝職能功能表現良好、適當、令人滿意；

2 分＝職能功能表現有些失常；1 分＝職能功能表現極度失常

附錄 G

評分量表：補充重點表

OPHI-II 評分量表
補充重點表

職能認同量表

_____

_____

_____

_____

_____

職能能力量表

_____

_____

_____

_____

_____

職能行為環境量表

_____

_____

_____

_____

_____

附錄 H

OPHI-II 綜合資料表

OPHI-II 綜合資料表

日期：

☐ 治療師：＿＿＿＿＿
☐ 學　生：＿＿＿＿＿

告知同意狀況：
☐ 獲得告知同意且附書面同意書
☐ 獲得告知同意且記載於病歷
☐ 會談為臨床程序的一部分，資料
　用作其他分析

非英語會談？　☐ 非　☐ 是
若「是」，使用的語言是：
☐ 中文　　　　　☐ 德文
☐ 丹麥文　　　　☐ 冰島文
☐ 荷蘭文　　　　☐ 日文
☐ 芬蘭文　　　　☐ 葡萄牙文
☐ 法蘭德斯荷文　☐ 西班牙文
☐ 法文　　　　　☐ 瑞典文
資料蒐集的國家：

個案資料
姓名：
年齡：
性別：☐男　☐女
國籍：＿＿＿＿＿＿
族裔：
☐ 高加索人
☐ 非裔美人
☐ 亞洲／太平洋島族
☐ 美洲印第安或阿拉斯加族
☐ 拉丁族
☐ 多種族
☐ 其他＿＿＿＿
☐ 未知
教育年數：
學歷：
受雇狀況：
☐ 受雇　　　　☐ 志工
☐ 學生　　　　☐ 退休
☐ 家庭主婦　　☐ 失業
☐ 照顧者　　　☐ 其他
居住狀況：
☐ 獨居
☐ 照顧住宅
☐ 機構（如：護理之家超過六個月）
☐ 與家人同住
☐ 與朋友／室友同住
☐ 其他
職能行為的獨立程度：
☐ 獨立
☐ 需要協助
☐ 完全依賴
主要失能狀態：（依手冊的代碼）
＿＿＿＿＿＿＿＿＿＿＿＿＿＿

職能認同量表	4	3	2	1
擁有個人目標和計畫				
確認渴望的職能生活型態				
期待成功				
承擔責任				
評價能力和限制				
具有承諾感和價值觀				
確認自我認同和職責				
擁有興趣				
覺得有影響力（過去的情形）				
在生活型態中，找到意義和滿足感（過去的情形）				
做出職能決定（過去的情形）				
職能能力量表	4	3	2	1
維持令自己滿意的生活型態				
滿足角色期望				
朝目標努力				
符合個人表現標準				
組織時間以應付責任				
參與有興趣的活動				
實踐角色（過去的情形）				
維持習慣（過去的情形）				
獲致滿足（過去的情形）				
職能行為環境量表	4	3	2	1
家庭生活的職能形式				
主要生產性角色的職能形式				
休閒的職能形式				
家庭生活中的社交團體				
主要生產性角色的社交團體				
休閒的社交團體				
家庭生活中的自然空間、物件和資源				
主要生產性角色的自然空間、物件和資源				
休閒活動的自然空間、物件和資源				

4 分＝職能功能表現極為良好；
3 分＝職能功能表現良好、適當、令人滿意；
2 分＝職能功能表現有些失常；
1 分＝職能功能表現極度失常

附錄 I

生活史敘事記錄表

生活史敘事記錄表

個案姓名：＿＿＿＿＿＿＿＿＿＿＿＿　日期：＿＿＿＿＿＿

治 療 師：＿＿＿＿＿＿＿＿＿＿＿＿

敘事走勢圖

　　以主要生活事件，以及此事件造成的好壞影響，畫出折線圖，折線的轉折代表事件的嚴重性及改變。

生活故事的主要意義／含義：＿＿＿＿＿＿＿＿＿＿＿＿＿

＿＿＿＿＿＿＿＿＿＿＿＿＿＿＿＿＿＿＿＿＿＿＿＿＿＿＿

＿＿＿＿＿＿＿＿＿＿＿＿＿＿＿＿＿＿＿＿＿＿＿＿＿＿＿

生活史敘事記錄

　　解釋上面所畫的走勢圖敘述個案的生活史。可能的話，參照五大主題範疇（職能角色、日常作息、職能行為環境、活動／職業的選擇、重大生活事件）。

＿＿＿＿＿＿＿＿＿＿＿＿＿＿＿＿＿＿＿＿＿＿＿＿＿＿＿

＿＿＿＿＿＿＿＿＿＿＿＿＿＿＿＿＿＿＿＿＿＿＿＿＿＿＿

生活史敘事記錄（續）

主要失能狀態分類

0000　安適

1000　骨骼／肌肉骨骼／軟組織
　　1010　風濕性關節炎
　　1020　骨性關節炎（不包括髖關節骨折／置換）
　　1030　髖關節骨折／置換
　　1040　背／頸痛或機能不全
　　　　1041　下背痛
　　　　1042　骨盤脫出／破裂
　　　　1043　頸痛／症候群（包括馬鞭式創傷）
　　　　1044　脊柱側彎／脊柱後彎
　　　　1045　脊髓骨折／壓迫性骨折
　　1050　截肢
　　　　1051　上肢截肢
　　　　1052　下肢截肢
　　　　1053　雙側截肢（上或下）
　　　　1054　上、下肢截肢
　　1060　骨折
　　　　1061　上肢骨折
　　　　1062　下肢骨折
　　　　1063　雙側骨折（上或下）
　　　　1064　上、下肢骨折
　　1070　肢體畸形（天生）
　　　　1071　上肢畸形
　　　　1072　下肢畸形

　　　　1073　雙側畸形（上或下）

　　　　1074　上、下肢畸形

　　1080　肢體軟組織傷害（包括壓傷、周邊神經損傷）（非燒傷）

　　　　1081　上肢損傷

　　　　1082　下肢損傷

　　　　1083　雙側損傷（上或下）

　　　　1084　上、下肢損傷

　　1090　燒傷

　　　　1091　上肢燒傷

　　　　1092　下肢燒傷

　　　　1093　雙側燒傷

　　　　1094　上、下肢燒傷

　　1100　膀痛或機能不全〔如：袖口式轉肌（rotator cuff muscles）損傷、冰凍肩、滑液囊炎〕

　　1110　其他關節／發炎性疾病（如：僵直性脊髓炎、狼瘡）

　　1120　後小兒麻痺症候群

　　1999　其他獲未能確立之肌肉骨骼疾患

2000 神經疾患

　　2010　中風（腦血管病變）

　　　　2011　半側偏癱型中風（RCVA）（非腦幹、蜘蛛膜下層出血或血管瘤）

　　　　2012　左半側偏癱型中風（LCVA）（非腦幹、蜘蛛膜下層出血或血管瘤）

　　　　2013　雙側偏癱型中風

　　　　2014　腦幹／小腦中風

　　　　2015　丘腦／背神經節中風

　　　　2019　中風——其他

2020　蜘蛛膜下層中風

2030　腦血管瘤

2040　暫時性缺血病變（TIA）

2050　創傷性腦傷（開放或封閉）

2060　腦腫瘤

2070　發炎性腦部疾患（如：腦脊髓膜炎、腦炎）

2080　癲癇發作型疾患

2090　腦部退化（成人）

　　　2091　阿滋海默氏症

　　　2092　畢克氏症或老人腦部退化

2100　中樞神經系統進行性疾患

　　　2101　肌萎縮性側索硬化

　　　2102　杭亭頓舞蹈症

　　　2103　多發性硬化

　　　2104　巴金森氏症

　　　2109　其他神經進行性疾患

2110　周邊神經系統進行性疾患

　　　2111　重肌無力症

　　　2112　肌營養不良

2120　脊髓損傷（完全或非完全損傷）

2130　蓋林巴瑞症候（Gullian-Barre Syndrome）

2140　腦性麻痺（成人）

2150　脊柱裂（成人）

2160　水腦（非脊柱裂）（成人）

2999　其他神經疾病（註明類型）

3000　內科

　　　3010　免疫疾患

　　　　　3011　後天免疫缺乏症候群／愛滋病

3019　其他免疫疾患

3020　心血管疾病

　　　3021　高血壓性心臟病（如：冠狀動脈疾病合併或非合併充血性心臟衰竭）

　　　3022　缺血性心臟疾病（包括心肌梗塞和心絞痛）

　　　3023　充血性心臟衰竭

　　　3029　其他心臟疾病（註明類型）

3030　呼吸疾病

　　　3031　慢性阻塞性肺部疾病（如：氣管炎、氣喘或肺氣腫）

　　　3039　其他呼吸疾病（註明類型）

3040　癌症（轉移或非轉移）

　　　3041　乳房

　　　3042　肺

　　　3043　直腸結腸

　　　3049　其他腫瘤（註明部位）（見 2100 之腦瘤）

3050　症狀

　　　3051　睡眠障礙

　　　3052　疲倦

　　　3053　記憶缺損

3999　其他內科疾病（註明類型）（包括胃腸疾病、腎臟病、血液疾病、肥胖、營養不良）

4000　感覺疾患（包含前庭系統）

　　4010　視覺／動眼疾患（如：弱視、視野缺失、失明）

　　4020　聽覺／聽能疾患（如：聽力缺損、失聰、耳鳴）

　　4030　前庭／平衡覺疾患（如：梅尼爾氏症、暈眩、不明原因跌倒）

5000　心智障礙

5010　失智
　　　5011　老年失智症
　　　5012　失智合併精神疾病
　　　5013　動脈硬化或多發性梗塞之失智症
5020　酒精性或物質性精神疾病
5030　精神分裂症
　　　5031　急性期
　　　5032　慢性期
5040　重鬱症
　　　5041　單次發作
　　　5042　重複發作
5050　雙極性情感性障礙
　　　5051　鬱期
　　　5052　躁期
　　　5053　混合型
5060　精神官能症
　　　5061　焦慮或恐慌性疾患
　　　5062　畏懼症
　　　5063　強迫症
　　　5064　精神官能型憂鬱症
5070　人格違常
　　　5071　情感性
　　　5072　妄想性
　　　5073　類分裂性
　　　5074　邊緣性
　　　5075　其他人格違常（註明類型）
5080　歇斯底里症
　　　5081　轉化症
　　　5082　心因性失憶症或漫遊症

5083　多重人格或解離性疾患

5090　酒精依賴

5100　藥物依賴

5110　行為困擾

　　　5111　品行障礙

　　　5112　衝動控制障礙

5120　神經性厭食症或暴食症

5130　環境適應障礙（如：短期憂鬱反應、哀傷反應、長期
　　　壓力引發之反應）

5140　急性壓力引發之反應（包含創傷後壓力症候群）

5999　其他精神障礙（註明類型）

6000　兒童期、青少年期之發展遲緩與障礙

　　6010　兒童心智障礙

　　　　6011　自閉症

　　　　6012　注意力缺失疾患（有／無合併好動）

　　　　6013　好動合併發展遲緩

　　　　6014　特定型發展遲緩（如：發展性閱讀障礙、接受
　　　　　　　性／表達性語言障礙、動作笨拙、動作運用障
　　　　　　　礙）

　　　　6015　其他廣泛性發展障礙

　　　　6016　品行障礙，衝動控制

　　6020　智能不足

　　　　6021　輕度（智商 50-70）

　　　　6022　中度（智商 35-49）

　　　　6023　重度（智商 20-34）

　　　　6024　極重度（智商低於 20）

　　6030　先天性畸型

　　　　6031　脊柱裂

6040　腦性麻痺

9999　未知／其他
9991　診斷未知
9992　其他未註明之診斷（註明類型）

國家圖書館出版品預行編目資料

職能表現史會談手冊／ Gary Kielhofner 等作；汪翠瀅、
蔡宜蓉譯. --初版.-- 臺北市：心理, 2005（民 94）
面；　　公分. --（醫療；1）
參考書目：面
譯自：A user's manual for the occupational performance
　　　　history interview
ISBN 957-702-788-1（平裝）

1. 職能治療

418.9   94006897

醫療 1　**職能表現史會談手冊**

作　　者：Gary Kielhofner 等
譯　　者：汪翠瀅、蔡宜蓉
執行編輯：謝玫芳
總 編 輯：林敬堯
出 版 者：心理出版社股份有限公司
社　　址：台北市和平東路一段 180 號 7 樓
總　　機：(02) 23671490　　傳　　真：(02) 23671457
郵　　撥：19293172　心理出版社股份有限公司
電子信箱：psychoco@ms15.hinet.net
網　　址：www.psy.com.tw
駐美代表：Lisa Wu　Tel：973 546-5845　Fax：973 546-7651
登 記 證：局版北市業字第 1372 號
電腦排版：臻圓打字印刷有限公司
印 刷 者：翔盛印刷有限公司
初版一刷：2005 年 7 月

讀者意見回函卡

No. _____ 　　　　　　　　　　　　填寫日期：　年　月　日

感謝您購買本公司出版品。為提升我們的服務品質，請惠填以下資料寄回本社【或傳真(02)2367-1457】提供我們出書、修訂及辦活動之參考。您將不定期收到本公司最新出版及活動訊息。謝謝您！

姓名：_____　　　　性別：1□男　2□女

職業：1□教師 2□學生 3□上班族 4□家庭主婦 5□自由業 6□其他____

學歷：1□博士 2□碩士 3□大學 4□專科 5□高中 6□國中 7□國中以下

服務單位：_____　部門：_____　職稱：_____

服務地址：_____　電話：_____　傳真：_____

住家地址：_____　電話：_____　傳真：_____

電子郵件地址：_____

書名：_____

一、您認為本書的優點：（可複選）

　❶□內容 ❷□文筆 ❸□校對 ❹□編排 ❺□封面 ❻□其他____

二、您認為本書需再加強的地方：（可複選）

　❶□內容 ❷□文筆 ❸□校對 ❹□編排 ❺□封面 ❻□其他____

三、您購買本書的消息來源：（請單選）

　❶□本公司 ❷□逛書局⇨_____書局 ❸□老師或親友介紹

　❹□書展⇨____書展 ❺□心理心雜誌 ❻□書評 ❼其他_____

四、您希望我們舉辦何種活動：（可複選）

　❶□作者演講 ❷□研習會 ❸□研討會 ❹□書展 ❺□其他____

五、您購買本書的原因：（可複選）

　❶□對主題感興趣 ❷□上課教材⇨課程名稱_____

　❸□舉辦活動　❹□其他_____　　　（請翻頁繼續）

心理出版社 股份有限公司

台北市 106 和平東路一段 180 號 7 樓

TEL: (02) 2367-1490
FAX: (02) 2367-1457
EMAIL:psychoco@ms15.hinet.net

沿線對折訂好後寄回

六、您希望我們多出版何種類型的書籍

❶□心理　❷□輔導　❸□教育　❹□社工　❺□測驗　❻□其他

七、如果您是老師，是否有撰寫教科書的計劃：□有□無

　　書名／課程：＿＿＿＿＿＿＿＿＿＿＿＿＿＿＿＿＿＿＿＿＿

八、您教授／修習的課程：

上學期：＿＿＿＿＿＿＿＿＿＿＿＿＿＿＿＿＿＿＿＿＿

下學期：＿＿＿＿＿＿＿＿＿＿＿＿＿＿＿＿＿＿＿＿＿

進修班：＿＿＿＿＿＿＿＿＿＿＿＿＿＿＿＿＿＿＿＿＿

暑　假：＿＿＿＿＿＿＿＿＿＿＿＿＿＿＿＿＿＿＿＿＿

寒　假：＿＿＿＿＿＿＿＿＿＿＿＿＿＿＿＿＿＿＿＿＿

學分班：＿＿＿＿＿＿＿＿＿＿＿＿＿＿＿＿＿＿＿＿＿

九、您的其他意見

＿＿＿＿＿＿＿＿＿＿＿＿＿＿＿＿＿＿＿＿＿＿＿＿＿＿＿＿＿

謝謝您的指教！　　　　　　　　　　　　91101